全国卫生职业教育实验实训规划教材

（供口腔医学、口腔医学技术、口腔护理等专业使用）

# 口腔正畸学

## （第 2 版）

主编　张锡忠　张淋坤　李　泽

手机扫描注册
观看操作视频
一书一码

北京科学技术出版社

## 图书在版编目（CIP）数据

口腔正畸学／张锡忠，张淋坤，李泽主编. — 2 版. — 北京：北京科学技术出版社，2020.7

全国卫生职业教育实验实训规划教材

ISBN 978 – 7 – 5714 – 0943 – 2

Ⅰ. ①口… Ⅱ. ①张… ②张… ③李… Ⅲ. ①口腔正畸学 – 高等职业教育 – 教材 Ⅳ. ①R783.5

中国版本图书馆 CIP 数据核字（2020）第 082855 号

**口腔正畸学（第 2 版）**

主　　编：张锡忠　张淋坤　李　泽
策划编辑：马　驰　曾小珍
责任编辑：仲小春　周　珊
责任校对：贾　荣
责任印制：李　茗
封面设计：天露霖文化
出 版 人：曾庆宇
出版发行：北京科学技术出版社
社　　址：北京西直门南大街 16 号
邮政编码：100035
电话传真：0086 – 10 – 66135495（总编室）
　　　　　0086 – 10 – 66113227（发行部）　0086 – 10 – 66161952（发行部传真）
电子信箱：bjkj@ bjkjpress. com
网　　址：www. bkydw. cn
经　　销：新华书店
印　　刷：河北鑫兆源印刷有限公司
开　　本：710mm×1000mm　1/16
字　　数：142 千字
印　　张：7.75
版　　次：2020 年 7 月第 2 版
印　　次：2020 年 7 月第 1 次印刷
ISBN 978 – 7 – 5714 – 0943 – 2

定　　价：68.00 元

京科版图书，版权所有，侵权必究。
京科版图书，印装差错，负责退换。

# 教材评审委员会

**顾　问**

王　兴（中华口腔医学会名誉会长，中国医师协会副会长，北京大学口腔医学院教授）

刘洪臣（中华口腔医学会副会长，北京口腔医学会监事长，解放军总医院口腔医学中心主任、口腔医学研究所所长）

刘静明（中华口腔医学会理事，北京口腔医学会副会长，首都医科大学附属北京口腔医院副院长，首都医科大学口腔学系副主任，首都医科大学口腔联合教研室主任）

牛光良（中国牙病防治基金会培训部主任，北京口腔医学会副会长，北京中医药大学附属中西医结合医院副院长）

宿玉成（中华口腔医学会口腔种植专业委员会主任委员，中国医学科学院北京协和医院口腔种植中心主任）

赵继志（中华口腔医学会口腔激光医学专业委员会副主任委员、全科口腔医学专业委员会常务委员，中国医学科学院北京协和医院口腔科主任）

王　昊（中华口腔医学会全科口腔医学专业委员会委员，北京口腔医学会口腔颌面影像专业委员会主任委员，首都医科大学附属北京天坛医院口腔科主任）

**主任委员**

张彦文（天津医学高等专科学校）

**副主任委员**（以姓氏笔画为序）

马　莉（唐山职业技术学院）

王　庆（天津医学高等专科学校）

王建国（漯河医学高等专科学校）

毛　静（枣庄科技职业学院）

吕瑞芳（承德护理职业学院）

刘小兵（石家庄医学高等专科学校）

孙华祥（聊城职业技术学院）

李占华（邢台医学高等专科学校）

李相中（安阳职业技术学院）

辛金红（深圳市坪山区康泰健职业培训学校）

张紫阳（新乡医学院三全学院）

郎庆玲（黑龙江省林业卫生学校）

屈玉明（山西卫生健康职业学院）

胡景团（河南护理职业学院）

袁甬萍（宁波卫生职业技术学院）

耿　磊（齐鲁医药学院）

郭兴华（潍坊护理职业学院）

郭积燕（北京卫生职业学院）

戴艳梅（天津市口腔医院）

**视频审定专家**（以姓氏笔画为序）

王　琳（北京大学口腔医院）

王　霄（北京大学第三医院）

王伟健（北京大学口腔医院）

牛光良（北京中医药大学附属中西医结合医院）

冯小东（首都医科大学附属北京同仁医院）

冯向辉（北京大学口腔医院）

冯培明（北京中医药大学附属中西医结合医院）

成鹏飞（中国中医科学院眼科医院）

刘　刚（北京中医药大学附属中西医结合医院）

刘建彰（北京大学口腔医院）

刘静明（首都医科大学附属北京口腔医院）

李靖桓（首都医科大学附属北京口腔医院）

杨海鸥（首都医科大学附属北京同仁医院）

张　楠（首都医科大学附属北京口腔医院）

陈志远（首都医科大学附属北京同仁医院）

郑树国（北京大学口腔医院）

胡菁颖（北京大学口腔医院）

祝　欣（北京大学口腔医院第二门诊部）

姚　娜（北京大学口腔医院第二门诊部）

熊伯刚（北京中医药大学附属中西医结合医院）

# 编者名单

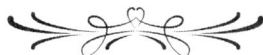

**主　编**　张锡忠　张淋坤　李　泽
**副主编**　邓　琪　关晓航　刘晓敏
**编　者**（以姓氏笔画为序）

王　璐（天津市口腔医院）

邓　琪（天津市口腔医院）

刘　娜（天津市口腔医院）

刘春利（天津市口腔医院）

刘晓敏（潍坊护理职业学院）

关晓航（天津市口腔医院）

苍　松（天津市口腔医院）

李　泽（齐鲁医药学院）

李永清（漯河医学高等专科学校）

何　平（商丘医学高等专科学校）

张　杨（天津市口腔医院）

张淋坤（天津市口腔医院）

张锡忠（天津市口腔医院）

陈娟娟（唐山职业技术学院）

宛莉娜（天津市口腔医院）

彭　朋（天津市口腔医院）

韩晓倩（齐鲁医药学院）

# 前言 / PREFACE

　　当前，口腔医学的专科教育正在向职业教育方向转变，一个重要的标志是越来越注重对学生实践技能的培养和训练。口腔正畸学作为口腔医学的一个分支学科，是一门理论性和实践性都非常强的学科。目前的口腔正畸学专科教材通常包含正畸学的理论知识和实训内容，但是由于篇幅的限制，实训内容普遍较为简略，不能完全满足实践技能的训练需求。

　　本教材为"全国卫生职业教育实验实训规划教材（供口腔医学、口腔医学技术、口腔护理等专业使用）"系列教材之一。编写这本《口腔正畸学》（第2版）的目的，就是为了适应口腔医学专科职业教育的要求，切实提升学生的实践操作技能。编者均为多年从事口腔正畸学教育和临床工作的教师和医师，具有丰富的教学和临床工作经验。经过所有参编人员的反复研讨，本教材最终选取了17项口腔正畸专科医师必须掌握的实践操作技能，通过详细的文字分析以及规范的操作视频，对这些实训项目进行规范、生动、翔实的讲解。各院校可以根据自身的课程安排和实际情况，选取其中的内容进行相应的实践技能训练。

　　由于编者水平有限，书中可能存在错误和疏漏之处，请广大师生多提宝贵意见，以利于我们进一步完善。

张锡忠　张淋坤　李　泽

2019 年 12 月

# 目录 / CONTENTS

# 实训一

正畸患者的检查和病历书写

◆ **病例导入**

患者，女性，25 岁，因牙齿不齐于正畸科就诊，要求矫治。

◆ **知识要点**

**1. 拥挤度** 牙冠宽度的总和与牙弓现有弧形长度之差。

（1）Ⅰ度拥挤，指差值为 0~4mm。

（2）Ⅱ度拥挤，指差值为 4~8mm。

（3）Ⅲ度拥挤，指差值为 8mm 以上。

**2. 覆盖** 上切牙切缘到下切牙唇面的水平距离。

（1）正常覆盖，指上切牙切缘到下切牙唇面的水平距离在 3mm 以内。

（2）深覆盖，指上切牙切缘到下切牙唇面的水平距离在 3mm 以上。

1）Ⅰ度深覆盖，指覆盖 3~5mm。

2）Ⅱ度深覆盖，指覆盖 5~8mm。

3）Ⅲ度深覆盖，指覆盖 8mm 以上。

（3）反覆盖，指前牙反𬌗时，下切牙切端位于上前牙切端的唇侧。

**3. 覆𬌗** 上前牙覆盖下前牙唇面的垂直距离。

（1）正常覆𬌗，指上前牙盖过下前牙唇面不超过切 1/3，且下前牙切缘咬在上前牙舌面的切 1/3 以内。

（2）深覆𬌗，指上前牙盖过下前牙唇面超过切 1/3，或下前牙切缘咬在上前牙舌面的切 1/3 以上。

1）Ⅰ度深覆𬌗，指上前牙盖过下前牙唇面超过切 1/3 而不足 1/2，或下前牙切缘咬在上前牙舌面的切 1/3 以上而不足 1/2。

2）Ⅱ度深覆𬌗，指上前牙盖过下前牙唇面超过切 1/2 而不足 2/3，或下前牙切缘咬在上前牙舌面的切 1/2 而不足 2/3。

3）Ⅲ度深覆𬌗，指上前牙盖过下前牙唇面超过切 2/3，或下前牙切缘咬在上前牙舌面超过颈 1/3。

**4. 开𬌗** 上下前牙切端没有覆𬌗关系，垂直向出现间隙。

（1）Ⅰ度开𬌗，指上下前牙切端垂直向间隙在 3mm 以内。

（2）Ⅱ度开𬌗，指上下前牙切端垂直向间隙为 3~5mm。

（3）Ⅲ度开𬌗，指上下前牙切端垂直向间隙在 5mm 以上。

**5. 反𬌗** 前牙反𬌗的患者牙尖交错𬌗时，下前牙舌面覆盖上前牙唇面。

**6. Spee 曲线** 从侧方观察，下颌切牙的切嵴几乎在同一平面上，自尖牙的牙尖向后经前磨牙的颊尖到第一磨牙的远中颊尖逐渐降低，再向后经过第二、第三磨牙颊尖又逐渐上升。连接这些牙齿的切嵴与颊尖构成一条凹向上的纵𬌗曲线，又称 Spee 曲线。

测量方法：将直尺放在下切牙切端与下颌最后一个磨牙的牙尖上，测量牙弓颊侧牙尖连线最低点至直尺的距离，该距离即为 Spee 曲线曲度。左右侧分别测量，两侧测量值相加，除以 2，再加上 0.5，即可得出整平 Spee 曲线所需要的间隙。

（1）Spee 曲线平坦或浅，指 Spee 曲线曲度小于 2mm。

（2）Spee 曲线深，指 Spee 曲线曲度大于 3mm。

**7. Bolton 指数** 上下前牙牙冠总宽度的比例关系和上下颌除第二磨牙、第三磨牙以外全部 12 颗牙齿牙冠总宽度的比例关系。该数值代表了上下颌牙齿大小的协调性。

$$前牙比 = \frac{下颌\ 6\ 颗前牙牙冠宽度总和}{上颌\ 6\ 颗前牙牙冠宽度总和} \times 100\%$$

$$全牙比 = \frac{下颌\ 12\ 颗牙牙冠宽度总和}{上颌\ 12\ 颗牙牙冠宽度总和} \times 100\%$$

中国人正常𬌗的 Bolton 指数为前牙比 78.8% ±1.72%，全牙比 91.5% ±1.51%。

◆ **技术操作**

**一、学习要点**

通过对正畸患者及其家属的病史询问、临床检查、头影测量及模型分析，明确患者的就诊要求、病因、发病机制以及问题列表，以便得出正确的诊断并制订相应的治疗计划。

**二、操作规程**

（一）简易流程

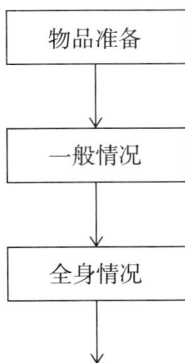

物品准备

↓

一般情况

↓

全身情况

↓

正畸患者的检查和病历书写

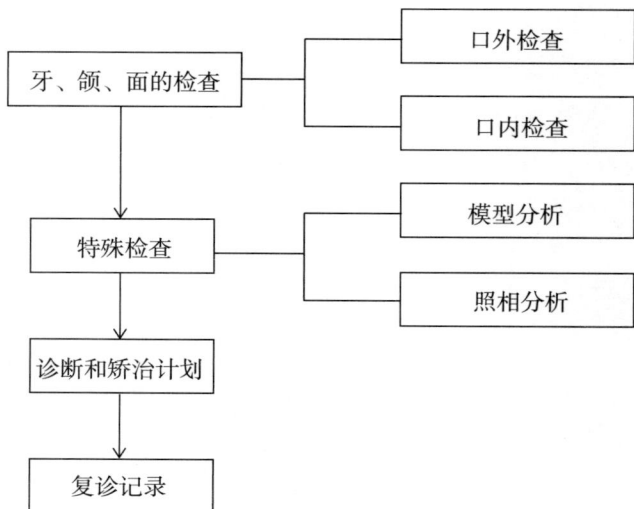

```
                                  ┌─────────────────┐
                          ┌───────│    口外检查      │
┌─────────────────┐       │       └─────────────────┘
│ 牙、颌、面的检查 │───────┤
└─────────────────┘       │       ┌─────────────────┐
         │                └───────│    口内检查      │
         │                        └─────────────────┘
         ▼
                                  ┌─────────────────┐
                          ┌───────│    模型分析      │
┌─────────────────┐       │       └─────────────────┘
│    特殊检查      │───────┤
└─────────────────┘       │       ┌─────────────────┐
         │                └───────│    照相分析      │
         │                        └─────────────────┘
         ▼
┌─────────────────┐
│  诊断和矫治计划  │
└─────────────────┘
         │
         ▼
┌─────────────────┐
│    复诊记录      │
└─────────────────┘
```

（二）分步流程

### ▮ 物品准备

一次性器械盘（含镊子、口镜、探针）、直尺、消毒棉球、正畸专科病历、X 线片、正畸专用相机等。

### ▮ 一般情况

◆ 基本信息。包括姓名、性别、年龄、民族、籍贯、职业、出生地、家庭住址、出生日期、联系方式、邮编、门诊号、记存模型号、就诊日期等。

◆ 主诉。简要地叙述患者就诊的主要目的、最需要解决的问题。

◆ 现病史。与主诉有关的疾病发生、发展及治疗的情况。

1）替牙情况，如乳牙早失、乳牙滞留、恒牙早失、恒牙早萌、替牙顺序异常等。

2）口腔习惯，如咬物、吮指、咬唇、吐舌、偏侧咀嚼等。

3）饮食结构，如食物的种类、软硬等。

◆ 既往史。

1）全身病史，如哺乳方式、外伤、手术、营养不良、佝偻病、内分泌疾病、鼻咽部疾病和其他系统性疾病等影响牙、颌、面发育的慢性疾病及其治疗情况。

2）口腔病史，如是否有颌面部外伤史、拔牙史、牙体牙髓病史等，是否接受过正畸治疗，接受正畸治疗的原因、治疗过程及效果。

◆ 家族史。询问直系亲属的牙殆情况，有无类似的畸形。

◆ 过敏史。有无药物、食物、环境、金属、橡胶、塑料等过敏史。

### ▊ 全身情况

- ◆ 精神状态。有无面色异常、精神不振、痴呆等。
- ◆ 生长发育情况。身高、体重、营养状况等。
- ◆ 全身性疾病。是否患有癫痫、风湿病、糖尿病、佝偻病等。

### ▊ 牙、颌、面的检查

#### ▌ 口外检查 ▐

- ◆ 正面观。面部发育是否正常，上下颌骨及两侧肌肉发育是否对称，颏点有无偏斜，有无露龈笑。
- ◆ 侧面观。侧面轮廓协调情况，面中 1/3 和面下 1/3 的水平向、垂直向的发育有无异常，属于直面型、凸面型还是凹面型，鼻唇角、颏唇沟是否正常，上下唇和审美平面的关系，下颌平面的倾斜程度。
- ◆ 唇及颏的形态及功能情况。有无唇短缩、肥厚、翻卷、开唇露齿等，有无颏肌紧张等。
- ◆ 颞下颌关节。开口度、开口型，有无压痛、弹响、髁突运动不对称及关节绞锁等。
- ◆ 面部有无瘢痕。特别是颏部，因儿童颏部外伤常可致下颌髁突发育异常而造成面部不对称畸形。

#### ▌ 口内检查 ▐

- ◆ 𬌗的发育阶段。乳牙𬌗、替牙𬌗、恒牙𬌗。
- ◆ 磨牙咬合关系。中性𬌗、近中𬌗、远中𬌗。
- ◆ 牙和牙弓。

1）个别牙错位。唇颊向、舌腭向、近中、远中、高位、低位、转位、易位、斜轴等。

2）牙的发育异常。牙的萌出、数目、形态、结构及乳恒牙替换等异常情况。

3）牙弓形态和排列异常情况。牙弓狭窄、腭盖高拱、牙列拥挤、牙间隙等。

4）上下牙弓关系异常。①近远中关系异常，如近中错𬌗、远中错𬌗、双牙弓前突等。②垂直关系异常，如深覆𬌗、开𬌗等。③水平关系异常，如后牙对刃、后牙反𬌗、后牙深覆盖、后牙正锁𬌗、后牙反锁𬌗等。④中线关系，上下中切牙间的中线以及上下牙弓中线与面部中线是否一致。

◆ 颌面部软硬组织。

1）口腔卫生及牙周状况。口腔卫生情况，有无软垢、结石；牙周组织有无充血、水肿、增生，有无牙龈炎或牙周炎。

2）上下颌骨。牙槽骨突度，牙槽突有无异常，基骨丰满度，腭盖高度，有无上颌前突或发育不足，有无下颌前突、后缩或后退，以及上下颌骨的相对位置有无异常。

3）唇舌系带。唇系带是否位置过低、过粗，舌系带是否过短。

4）舌体。舌体的大小、形态、位置、活动度，边缘有无齿痕。

5）其他。有无龋齿、唇腭裂、面裂，扁桃体有无异常等。

◆ 功能检查。呼吸功能、吞咽功能、发音功能、咀嚼功能。

## 特殊检查

### 模型分析

◆ Spee 曲线曲度。

◆ Bolton 指数分析。

◆ 间隙分析。

1）牙弓应有长度，指牙弓内各牙齿牙冠最大近远中径的总和。一般测量下颌第一恒磨牙之前各颗牙齿的牙冠宽度，其总和为牙弓应有长度或必需间隙。

2）牙弓现有长度，指牙弓整体弧形的长度，一般测量下颌第一恒磨牙之前的长度，也称为可用间隙。

3）牙弓拥挤度，指必需间隙与可用间隙之间的差值。①轻度拥挤（Ⅰ度拥挤）：0＜差值≤4mm。②中度拥挤（Ⅱ度拥挤）：4＜差值≤8mm。③重度拥挤（Ⅲ度拥挤）：差值＞8mm。

◆ 咬合分析。

1）矢状向关系。①磨牙关系：中性关系、近中关系、远中关系。②尖牙关系：中性关系、近中关系、远中关系。③前牙关系：前牙矢状向关系表现为覆盖。

2）水平向关系。①上下牙弓宽度：上下牙弓宽度是否协调，后牙有无对𬌗、反𬌗或锁𬌗。②上下牙弓中线：上下牙弓中线是否对齐，上下牙弓中线与面中线是否协调一致。

3）垂直向关系。①正常覆𬌗。②深覆𬌗。③开𬌗。④反𬌗。

### 照相分析

采用正畸专用相机，一般为35mm单反数码或者机械照相机。使用微距镜头加环形闪光灯较好。辅助工具为口唇拉钩、反光板。

◆ 面像。

1）正面像。照正面像时，要求患者端坐、保持自然头位、平视前方、息止颌位、上下唇自然放松，相机与面中线保持垂直，显示面部自然状态。

2）微笑正面像。显示正面自然微笑状态下牙龈暴露情况。

3）侧位像。头部呈90°侧位，相机与面部正中矢状面平行，显示侧貌、侧面突度、侧面深度、额部形态突度等。

4）45°侧面像。面部旋转45°，介于正位与侧位之间。

◆ 口内像。显示牙的位置、牙体、牙周、牙弓形态及咬合情况。一般拍摄咬合位的正面、左右侧位及上下牙弓位共5张照片。

1）口内正位像。保持上下水平位置投照，观察前牙部的咬合状态、前牙区情况。

2）口内侧位像。让患者在正常咬合状态下，用拉钩尽量将口唇向后方牵引，使第一恒磨牙暴露，以尖牙为投照中心。观察尖牙、磨牙的咬合关系，特别是第一恒磨牙的咬合关系，还可以观察前牙覆𬌗或覆盖。

3）上下牙弓位像。在最大开口位时进行，将口唇尽量拉开，借助反光板进行拍摄。全面观察牙弓情况。

◆ X线片。

1）X线头影测量定位片。通过所得影像，对牙、颌、颅面各标志点描绘出一定的线角进行测量分析，从而了解牙、颌、颅面软硬组织的结构及其相互关系，使对牙、颌、颅面的检查和诊断由表面形态深入内部骨骼结构中。

2）全口曲面体层片。可全面观察全口牙、上下颌骨及髁突的发育等情况。

3）牙片。显示多生牙、阻生牙、牙长轴、牙根、髓腔及牙体牙周病变、恒牙胚发育等情况。

4）其他。咬合片、颞下颌关节开闭口位片、手腕部X线片、头颅正位片、锥形束CT（cone beam computed tomography，CBCT）等。

## 诊断和矫治计划

将上述检查结果填写在正畸病历中，按照安氏和毛氏分类法进行诊断，并根据所获得的资料综合分析错𬌗畸形的类型、病因、发病机制，填写患者的问题列表，结合患者的主诉，制订矫治计划。应向患者充分交代矫治计划的具体内容，通过良好的沟通，与患者达成共识，取得患者的配合，并请患者对治疗计划的知情同意书进行签字确认。

## 复诊记录

◈ 记录患者上次治疗后的主观感受，如有无牙齿疼痛、溃疡、托槽脱落等。

◈ 记录患者的配合情况。

◈ 记录检查情况，如口腔卫生状况、牙体牙周情况、牙齿移动情况、牙齿排列情况、磨牙与尖牙关系、覆𬌗或覆盖情况、间隙变化情况、面型改善情况，以及是否发生脱矿、龈炎等并发症。如治疗中拍摄了 X 线片或面𬌗像等，也要记录其结果。

◈ 记录患者治疗所处阶段及复诊的处理内容。

◈ 记录对患者的医嘱以及预约下次复诊时间。

### 正畸专科病历

| 姓名 | 性别 | 年龄 | 出生日期 | 病历号 | |
|---|---|---|---|---|---|
| 籍贯 | 民族 | 家庭住址 | | | |
| 联系人 | 联系电话 | 邮编 | 初诊日期 | | |
| 主诉： | | | | | |
| 现病史： | | | | | |
| 既往史<br><br>1. 全身病史<br><br>  健康状况：          全身性疾病：          鼻咽部疾病：<br><br>  母亲妊娠分娩情况：          哺乳方式：<br><br>  药物服用史：<br><br>2. 口腔病史<br><br>  口腔疾病及治疗史：          颌面部外伤史：<br><br>  替牙情况：          正畸治疗史：<br><br>  口腔不良习惯：          颌面部先天性疾病或缺陷： | | | | | |
| 家族史<br><br>全身遗传性疾病：          错𬌗畸形家族史： | | | | | |
| 过敏史： | | | | | |
| 矫治动机：          合作程度： | | | | | |

一般检查

1. 全身状况

　　身高增长情况：　　　　　　　　　　第二性征：

2. 口外检查

　　（1）正面观

　　　　对称性：　　　　　　上唇：　　　　　　下唇：　　　　　颏部：

　　　　口裂线：　　　　　　开唇露齿：　　　　露龈笑：

　　（2）侧面观

　　　　面型：

　　　　面中 1/3：水平向　　　　　　垂直向

　　　　面下 1/3：水平向　　　　　　垂直向

　　　　鼻唇角：　　　　　　　　　颏唇沟：　　　　　　　下颌平面角：

　　（3）颞下颌关节

　　　　开口度：　　　　　　开口型：　　　　　　张口受限：

　　　　自发性疼痛：　　　　压痛：　　　　　　弹响：　　　　　关节动度：

　　　　前伸运动：　　　　　　　　　侧方运动：

　　　　能否退至对刃：

3. 口内检查

　　（1）牙齿发育阶段

　　（2）口腔一般情况

　　　　口腔卫生状况：　　　　　　龋齿：　　　　　　牙周状况：

　　　　釉质发育情况：　　　　　缺失牙：

　　（3）牙和牙弓关系检查

　　　　A. 𬌗关系检查

　　　　　　磨牙关系：左：　　　　　右：

　　　　　　尖牙关系：左：　　　　　右：

　　　　　　覆𬌗　　　　　　　　　　　覆盖：

　　　　B. 牙弓检查

　　　　　　上牙弓：形状　　　　对称性　　　　拥挤度　　　　腭盖

　　　　　　下牙弓：形状　　　　对称性　　　　拥挤度

　　　　　　上下牙弓是否匹配：　　　　　上中线：　　　　下中线：

　　　　　　唇倾：上前牙　　　　　　下前牙　　　　　轴倾

　　　　C. 个别牙检查

　　　　　　唇颊向：　　　　舌腭向：　　　　高位：　　　　低位：

| | | | |
|---|---|---|---|
| 近中： | 远中： | 扭转： | 易位： |
| 拥挤度： | 间隙： | 开𬌗： | 反𬌗： |
| 正锁𬌗： | 反锁𬌗： | 唇倾： | 舌倾： |
| 缺失牙： | 多生牙： | 埋伏牙： | 畸形牙： |
| 滞留牙： | 融合牙： | 氟斑牙： | 四环素牙： |
| 釉质发育不全： | | 龋齿： | 修复体： |
| 重度磨耗： | | 其他病理性牙： | |

（4）颌面部软硬组织

上颌骨： 下颌骨： 骨面型：

上颌牙槽骨： 下颌牙槽骨： 𬌗平面：

舌体大小： 舌体位置： 舌活动度：

颏肌： 唇系带： 舌系带：

颌面部先天性缺陷：

4. 功能检查

呼吸功能： 吞咽功能：

咀嚼功能： 发音功能：

特殊检查

1. 曲面体层片

2. 头颅侧位片

3. 面𬌗像

4. 模型分析

（1）拥挤度：上牙弓 下牙弓

（2）磨牙关系：左 右

尖牙关系：左 右

覆盖： 覆𬌗：

（3）牙弓

上牙弓：形态 对称性

下牙弓：形态 对称性

是否匹配：

（4）上中线： 下中线：

（5）Bolton 指数：前牙比 全牙比

（6）Spee 曲线：左 右

问题列表


诊断

安氏分类： 毛氏分类： 骨面型分类：

续表

| 治疗计划 |
|---|
| 1. 矫治原则 |
| 2. 矫治目标 |
| 3. 矫治方法 |
| 4. 矫治方案 |
|     方案一： |
|     方案二： |
|     最终选择： |
|     对于以上内容我已知情同意。 |

| 患者/法定监护人： | 医师： |
|---|---|
| | 日期： |

## 三、注意事项

（1）认真询问患者主诉，明确其就诊要求，最终设计的方案要能解决患者的主诉问题。

（2）重视病因，检查时对于可能引起患者主诉症状的病史要详细询问，如替牙情况、口腔不良习惯、家族史等。

（3）对于儿童患者，要了解患儿目前的生长发育情况。对于成人患者，要重视牙周情况的检查。

（4）模型分析时不仅要进行测量，还应仔细观察有无锁𬌗、异常磨耗、牙弓宽度不调或一些可能限制上下颌骨生长发育的因素等。

（5）病历书写应真实、详细、规范、全面。

（6）制订治疗方案时，要重视对不同患者发病机制的分析，针对发病机制采取合适的治疗方案。

◆ **链　接**

---

**1. 模型分析相关知识拓展**

（1）牙弓对称性分析。

1）分规测量法。在上颌模型上画出腭中缝后，用分规测量双侧同名牙的相同标志点到腭中缝的距离，评价牙弓左右的对称性。

2）坐标测量法。将模型的腭中缝与透明坐标板上的中线对齐，即可直接观察牙弓左右的对称性，以及左右同名牙是否在同一水平线上。

（2）牙弓长度的测量。以双侧第二恒磨牙的远中接触点的连线为底线，由中切牙的近中接触点向底线做垂线，此垂线的长度为牙弓的总长度。双侧尖牙牙尖的连线和双侧第二双尖牙远中接触点的连线将牙弓长度分为3段，从前向后分别是牙弓前段、中段和后段长度。

（3）牙弓宽度的测量。

1）牙弓前段宽度指双侧尖牙牙尖连线的长度。

2）牙弓中段宽度指双侧第一双尖牙中央窝连线的长度。

3）牙弓后段宽度指双侧第一磨牙中央窝连线的长度。

**2. 口腔颌面CBCT** 在正畸领域，CBCT主要用于确定牙齿位置（如埋伏牙定位）、探测牙根形态、观察牙槽骨壁厚度、研究牙根与骨壁之间的关系、测量解剖标志点的距离及角度、评价软组织的结构和形态等。

与传统CT相比，CBCT具有以下优点：放射量极低、应用范围极广、在轴向位有更清晰的图像、操作更加简单、购买及维护费用低廉，故可作为口腔科常规检查手段。但是，CBCT对软组织的解剖结构，尤其是软组织病变的显示不如传统CT清晰。

---

◆ **考点提示**

正畸患者的检查应把握患者主诉，明确其就诊要求，重视病因，仔细全面。病历书写应真实、详细、规范、全面。

◆ **思考题**

1. 在错𬌗畸形的检查诊断中，下列哪项不正确（　　　）

　　A. 无须询问有无全身性疾病及鼻咽部疾病

　　B. 检查牙弓时要进行牙弓拥挤度测定

　　C. 要检查上下中切牙间的中线关系

　　D. 询问幼年时有无口腔不良习惯

　　E. 需要进行牙、颌、面的一般检查

正确答案：A

答案解析：在错𬌗畸形的检查诊断中，检查牙弓时要进行牙弓拥挤度测定，要检查上下中切牙间的中线关系，需要进行牙、颌、面的一般检查，询问幼年时有无口腔不良习惯，同时也需要询问有无全身性疾病及鼻咽部疾病。

2. 上下前牙的覆盖关系分为3度，Ⅱ度深覆盖为(　　　)

　　A. 1～3mm　　　　　B. 3～5mm　　　　　C. 5～8mm　　　　　D. 7～10mm

　　E. 以上都不对

正确答案：C

答案解析：上下前牙的覆盖关系分为3度，Ⅰ度深覆盖指覆盖3～5mm；Ⅱ度深覆盖指覆盖5～8mm；Ⅲ度深覆盖指覆盖8mm以上。

3. 牙齿Ⅱ度拥挤是指牙冠宽度总和与牙弓现有弧形长度之间相差(　　　)

　　A. 2～4mm　　　　　B. 4～8mm　　　　　C. 8mm以上　　　　　D. 15mm以上

　　E. 10mm以上

正确答案：B

答案解析：牙齿拥挤度是指牙冠宽度的总和与牙弓现有弧形长度之差。Ⅰ度拥挤指差值为0～4mm；Ⅱ度拥挤指差值为4～8mm；Ⅲ度拥挤指差值为8mm以上。

4. 深覆𬌗分为3度，Ⅱ度深覆𬌗为(　　　)

　　A. 覆盖为3～5mm

　　B. 上前牙覆盖下前牙唇面超过切1/3而不足1/2者

　　C. 上前牙覆盖下前牙唇面超过切1/2而不足2/3者

　　D. 上前牙覆盖下前牙唇面超过切2/3者

　　E. 上前牙覆盖下前牙唇面超过切3/4者

正确答案：C

答案解析：深覆𬌗分为三度，Ⅱ度深覆𬌗为上前牙覆盖下前牙唇面超过切1/2而不足2/3者，或下前牙切缘咬在上前牙舌面的切1/2而不足2/3。

5. Ⅱ度开𬌗是指上下前牙切端的垂直距离分开(　　　)

　　A. 2～3mm　　　　　B. 2～4mm　　　　　C. 2～5mm　　　　　D. 3～5mm

E. 3 ~ 7mm

正确答案：D

答案解析：开𬌗指上下前牙切端没有覆𬌗关系，垂直向出现间隙。Ⅱ度开𬌗，指上下前牙切端垂直向间隙为 3 ~ 5mm。

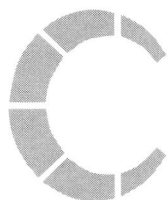

# 实训二

## 记存模型的制作

◈ **病例导入**

患者，男性，19岁，因牙齿不齐、嘴突来正畸科就诊，诊断为"牙列拥挤，双颌前突"，行全口固定矫治。为了获得更好的矫治效果，矫治前需要为患者制作记存模型，作为矫治前情况的原始记录，以及在治疗中和治疗后对疗效做对照观察及评估。

◈ **知识要点**

**1. 记存模型的用途**

（1）作为矫治前𬌗情况的原始记录。

（2）研究分析错𬌗的重要依据。

（3）确定治疗计划的依据之一。

（4）治疗中和治疗后对疗效做对照观察及评估。

（5）用作学术交流的重要依据。

（6）司法鉴定的重要法律依据。

**2. 记存模型的要求**

（1）记存模型的准确性。由于记存模型对错𬌗的诊断、治疗和疗效评估有重要作用，因此，要求记存模型应准确、清晰地反映患者的𬌗情况，包括牙、牙弓、基骨、移行皱襞、腭穹隆及唇、颊、舌系带等部分。

（2）记存模型的美观性。记存模型要求整齐、美观、便于存放，因此，应该按照要求对模型进行修整。

（3）记存模型的标记。记存模型上应标记患者的姓名、性别、年龄、制取日期及编号。

**3. 记存模型的制取与修整**  口腔正畸科临床制取记存模型的方法与口腔修复科基本一致。因记存模型要长期存放并多次使用，所以应对模型进行修整，使之整齐、美观。在模型修整之前，首先用红色铅笔标记或取蜡𬌗记录，在患者口中核对咬合关系，然后再进行模型修整。修整记存模型的方法有以下两种。

（1）修整器修整法。

1）先修整下颌模型，使下颌模型底面与𬌗平面平行，模型座的厚度约为尖牙到前庭沟底总高度的1/2。

2）使下颌模型座的后壁与模型座的底面及牙弓的正中线垂直，后壁距离最后一颗牙远中至少1/2牙冠宽。

3）将上下颌模型按照咬合关系对位，以下颌模型为标准对上颌模型进行修整，上颌模型的后壁应与下颌模型在同一平面上。

4）使上颌模型底面与下颌模型的底面平行。

5）使上下颌模型的侧壁与前磨牙及磨牙的颊尖平行。

6）使上颌模型座的前壁呈尖形，尖端在两中切牙之间。

7）使下颌模型座的前壁呈弧形，与牙弓前部一致。

8）将上下颌模型座的后壁与侧壁间的夹角磨成短夹壁，使夹壁与原来夹角的平分线垂直。

模型修整机制造商为便于正畸医师修整记存模型，在模型修整机的模型台架上，按照记存模型的底座要求刻画了一些方向不同的标志线。在修整模型底座时，只要按照刻画的线去修整模型，不但方便、快捷，而且修出的模型底座标准。

（2）橡皮托成形法。

1）选择大小合适的橡皮托，将初步修整的模型放入橡皮托中。要求模型的前庭沟与橡皮托的边缘平齐，模型中线对准橡皮托中线，两侧对称。若石膏模型过高或不平，可先行修整后再放入。

2）先做上颌模型。将调好的适量石膏放入橡皮托内，将上颌模型对齐橡皮托中线放入橡皮托中，抹平模型边缘，使之整齐平滑。

3）待上颌基底石膏凝固后，根据咬合关系将下颌模型用蜡固定在上颌模型上，暂不取下上颌橡皮托。

4）在下颌橡皮托内放入调好的石膏，将下颌模型放入下颌橡皮托内并置于垂直板上，调整至上下颌橡皮托后壁紧贴垂直板，底面平行并与垂直板上的水平线一致，中线与上颌橡皮托的中线对齐。抹平下颌模型的边缘。

5）待石膏凝固后取下橡皮托，取出上下颌模型，对好𬌗关系，必要时再用砂纸做适当的修整。

## ◈ 技术操作

### 一、学习要点

记存模型是指矫治前、中、后所制取的能记录患者牙𬌗情况的模型。为了方便错𬌗畸形的诊断和矫治设计，医师会对矫治前记存模型上的牙、牙齿排列、牙弓及𬌗关系进行观察、测量和分析，这是口腔正畸临床诊断、制订治疗计划中的一个重要步骤。

## 二、操作规程

（一）简易流程

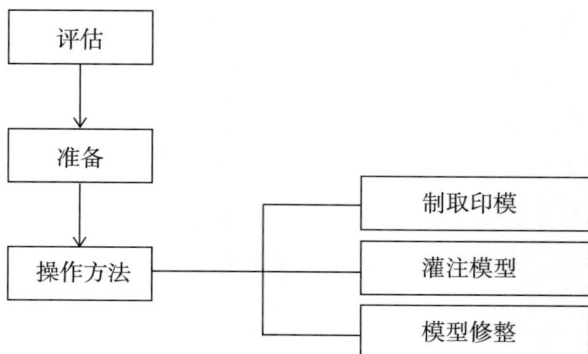

（二）分步流程

### ▌评估

◆ 患者的基本情况，包括诊断、性别、年龄、身体健康状况、心理状况。

◆ 患者的错𬌗畸形状况，是否有过正畸治疗史。

◆ 让患者了解记存模型制作的全过程。

### ▌准备

◆ 护士准备。环境准备及患者坐位准备同一般护理操作。

◆ 物品准备。治疗盘、托盘、藻酸盐印模材料、调拌刀、调拌碗、熟石膏、橡皮托、模型修整机。

### ▌操作方法

#### ‖ 制取印模 ‖

◆ 根据牙弓大小选择托盘。

◆ 调拌藻酸盐印模材料。

◆ 制取印模。

#### ‖ 灌注模型 ‖

◆ 将模型材料按照适当的比例进行调拌，并保证调拌时间和调拌数量适当。

◆ 将模型材料从高处灌入，振荡排气。

◆ 模型灌注完整、无气泡、厚度适当。

■ 模型修整 ■

◆ 按照要求修整模型的底壁，使之与𬌗平面平行。

◆ 修整模型后壁，使之与模型底壁垂直。

◆ 修整模型侧壁，使之与后牙颊面平行。

◆ 上颌模型前部形成以中线为顶点，以到尖牙的距离为边长的等腰三角形。

◆ 下颌模型前部形成弧形。

◆ 如使用模型底座，将模型修整成适合模型底座大小，然后将适量石膏灌入模型底座，将模型与底座中线对准放入，去除多余石膏。

## 三、注意事项

（1）注意患者坐位、托盘的大小、藻酸盐材料调和的比例。

（2）要求记存模型应准确、清晰地反映患者情况，包括牙、牙弓、基骨、移行皱襞、腭穹隆及唇、颊、舌系带等部分。

（3）记存模型应该按照要求进行修整。记存模型上应标记患者的姓名、性别、年龄、制取日期及编号。

◆ 链 接

**1. 牙弓应有长度的测量**　牙弓应有长度等于牙弓内所有牙冠宽度的总和，也称必需间隙。由于多数错位牙在牙弓的前、中段，因此，一般只测量下颌第一磨牙以前牙弓内各颗牙的牙冠近远中宽度之和。其方法是用分规或游标卡尺测量每个牙冠的最大近远中径并求和。如需做全牙弓分析，可将牙弓分为 3 段，即下颌前牙为前段，下颌前磨牙与第一磨牙为中段，下颌第二、第三磨牙为后段。测量全部牙的牙冠近远中宽度，其总和为全牙弓应有长度或称全牙弓的必需间隙。

**2. 牙弓现有长度的测量**　牙弓现有长度是指牙弓内第一磨牙之前实际牙弓弧形的长度，或称可用间隙。一般用一根直径为 0.5mm 的黄铜丝，从一侧下颌第一磨牙近中接触点开始，沿下颌前磨牙颊尖、下尖牙牙尖，经过下切牙切缘（若切牙位置异常，应按其正常排列弧形为准），到另一侧下颌第一磨牙近中接触点止，将铜丝做好标记，拉直后测量其长度。一般测量 3 次取平均值，即为下牙弓现有弧形长度。同法可测上牙弓现有弧形长度。做诊断分析时应以下牙弓为准分析间隙情况。全牙弓现有弧形长度应测至第三磨牙的远中面。

◆ **考点提示**

记存模型的用途、要求及制作方法。

◆ **思 考 题**

1. 记存模型的修整方法有(　　　)种

　　A. 1　　　　　　B. 2　　　　　　C. 3　　　　　　D. 4

　　E. 5

正确答案：B

答案解析：修整记存模型的方法有两种，修整器修整法和橡皮托成形法。

2. 矫治前必须有记录患者牙殆情况的模型，称之为(　　　)

　　A. 记存模型　　　B. 石膏模型　　　C. 上颌模型　　　D. 初模型

　　E. 下颌模型

正确答案：A

答案解析：记存模型是矫治前、中、后制取的可以记录患者牙殆情况的模型。

3. 记存模型座的厚度约为尖牙到前庭沟底总高度的(　　　)

　　A. 3/4　　　　　B. 1/2　　　　　C. 1/3　　　　　D. 2/3

　　E. 1/4

正确答案：B

答案解析：记存模型座的厚度约为尖牙到前庭沟底总高度的1/2。

4. 以下关于记存模型的用途错误的是(　　　)

　　A. 作为矫治错殆情况的原始记录

　　B. 研究分析错殆的重要依据

　　C. 不能为司法鉴定提供法律依据

　　D. 治疗中和治疗后对疗效做对照观察及评估

　　E. 帮助确定治疗计划

正确答案：C

答案解析：记存模型的用途：作为矫治错殆情况的原始记录；研究分析错殆的重要依据；确定治疗计划的依据之一；治疗中和治疗后对疗效做对照观察及评估；用作学术交流的重要依据；司法鉴定的重要法律依据。

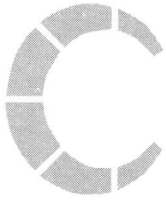

# 实训三

## X 线头影测量分析

◆ **病例导入**

患者，女性，15 岁，因牙齿不齐、"地包天"到正畸科就诊，通过病史采集及一般检查，初步诊断为"安氏Ⅲ类错𬌗，前牙反𬌗"。为了进一步了解患者的错𬌗畸形情况并明确诊断，还需要对其进行哪些正畸专科特殊检查呢?

◆ **知识要点**

正确的诊断是制订正畸矫治计划和治疗成功的基础，详尽细致的检查是正确诊断的依据。错𬌗畸形的主要检查可分为病史采集、一般检查和特殊检查。正畸专科特殊检查包括模型分析、X 线头影测量定位片、面像、口内像以及 CBCT 检查。

X 线头影测量分析是对 X 线头颅定位照相的影像进行测量分析，了解牙、颌、颅面软硬组织的结构及其相互关系，使对牙、颌、颅面的检查、诊断由表面形态深入内部骨骼结构。几十年来，X 线头影测量已成为口腔正畸、口腔颌面外科等学科进行临床诊断、治疗设计和研究工作的重要手段。

X 线头影测量的主要作用有以下 5 个方面。

（1）研究颅面的生长发育情况。

（2）牙、颌、颅面畸形的诊断分析。

（3）确定错𬌗畸形的矫治设计。

（4）错𬌗畸形矫治前、中、后对牙、颌、颅面的形态结构变化进行比较研究。

（5）正畸 – 外科联合治疗时的诊断和矫治设计。

◆ **技术操作**

## 一、学习要点

对 X 线头影测量的影像进行测量分析，了解牙、颌、颅面软硬组织的结构及其相互关系，使对牙、颌、颅面的检查、诊断由表面形态深入内部骨骼结构。

## 二、操作规程

（一）简易流程

```
┌─────────┐
│  评估   │
└────┬────┘
     │
     ↓
┌─────────┐      ┌──────────────────┐
│ 物品准备 │      │    操作前准备      │
└────┬────┘  ┌──┤                  │
     │       │   └──────────────────┘
     ↓       │   ┌──────────────────┐
┌─────────┐  │   │    描绘标记点      │
│ 操作方法 ├──┤   └──────────────────┘
└─────────┘  │   ┌──────────────────┐
             ├──┤  描绘常用测量平面   │
             │   └──────────────────┘
             │   ┌──────────────────┐
             ├──┤    常用测量项目     │
             │   └──────────────────┘
             │   ┌──────────────────┐
             └──┤    描图结果评定     │
                 └──────────────────┘
```

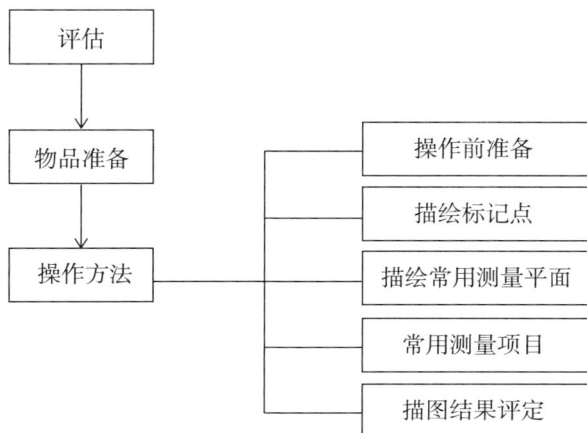

**X 线头影测量分析**

（二）分步流程

### ▇ 评估

◆ 患者拍摄头颅侧位片时头位是否正确定位。

◆ 所拍摄的头颅侧位片是否清晰，能否正确反映其解剖结构及位置关系。

### ▇ 物品准备

头颅侧位片、硫酸描图纸、X 线片观片灯、2H 硬质铅笔、橡皮、三角尺、量角器。

### ▇ 操作方法

#### ▌▌ 操作前准备 ▌▌

◆ 将硫酸描图纸固定在 X 线头颅侧位片上，一并置于观片灯上。

◆ 铅笔笔尖不要过粗（小于 0.2mm）。

#### ▌▌ 描绘标记点 ▌▌

◆ 鼻根点（N），即正中矢状面上鼻额缝的最前点。

◆ 蝶鞍点（S），即蝶鞍影像的中心。

◆ 耳点（P），即外耳道的最上点。

◆ 颅底点（Ba），即正中矢状面上枕骨大孔前缘的中点。

◆ Bolton 点，即枕骨髁突后切迹的最凹点。

◆ 眶点（O），即眶下缘最低点，通常取两侧眶点影像的中点。

◆ 前鼻棘点（ANS），即前鼻棘之尖。

◆ 后鼻棘点（PNS），即硬腭后部骨棘之尖。

◆ 翼上颌裂点（Ptm），即翼上颌裂轮廓的最下点。

◆ 上牙槽座点（A），即前鼻棘与上牙槽缘点间上牙槽突前部外形的最凹点。

◆ 上牙槽缘点（SPr），即上中切牙间牙槽突的最前下点。

◆ 上中切牙点（UI），即上中切牙切端的最前点。

◆ 髁顶点（Co），即髁突的最上点。

◆ 关节点（Ar），即下颌升支后缘与颅底外缘 X 线影像的交点。

◆ 下颌角点（Go），即位于下颌下缘与升支后缘交界处，常通过下颌平面与下颌升支平面交角的角平分线与下颌角的交点来确定。

◆ 下牙槽缘点（Id），即下牙槽突的最前上点。

◆ 下牙槽座点（B），即下牙槽缘点与颏前点间骨部的最凹点。

◆ 下切牙点（Li），即下中切牙切端的最前点。

◆ 颏前点（Po），即颏部的最前点。

◆ 颏下点（Me），即颏部的最下点。

◆ 颏顶点（Gn），即颏前点与颏下点的中点。

◆ 鼻尖点（Prn），即鼻软组织的最前点。

◆ 软组织颏前点（Pos），即软组织颏部的最前点。

◆ 上唇突点（UL），即上唇最突点。

◆ 下唇突点（LL），下唇最突点。

## 描绘常用测量平面

◆ 眼耳平面（FH）。由耳点和眶点的连线构成。

◆ 前颅底平面（SN）。为连接蝶鞍点与鼻根点的连线，常作为面部结构与颅底关系的定位平面。

◆ Bolton 平面。由 Bolton 点与鼻根点连线构成的平面。

◆ 腭平面（ANS－PNS）。后鼻棘点与前鼻棘点的连线。

◆ 下颌平面（MP）。在 Downs 分析法中，用下颌下缘最底部的切线定位下颌平面。在 Steiner 分析中，下颌角点（Go）与颏顶点（Gn）的连线为下颌平面。

◆ 面平面（N – Po）。鼻根点（N）与额前点（Po）的连线。

◆ Y 轴。连接蝶鞍中心点（S）和额顶点（Gn）的连线。蝶鞍中心点和额顶点的连线与眼耳平面的前下交角即为 Y 轴角。

◆ 审美平面（E 线）。软组织额前点（Pos）与鼻尖点的切线。

## 常用测量项目

◆ SNA 角。

◆ SNB 角。

◆ ANB 角。

◆ NP – FH（面角）。

◆ NA – PA（颌凸角）。

◆ FMA（下颌平面角）。

◆ Y 轴角。

◆ 上中切牙 – SN 角。

◆ 上下中切牙角。

◆ 下中切牙 – MP 角。

◆ 上中切牙倾角。

◆ 上中切牙突距。

◆ 下中切牙倾角。

◆ 下中切牙突距。

◆ 上唇突点到 E 线的距离。

◆ 下唇突点到 E 线的距离。

## 描图结果评定

◆ 检查常用标志点、平面的确定是否正确，测量值是否准确。

◆ 分组对测量值进行讨论。

## 三、注意事项

（1）在拍摄头颅侧位片时，必须在头颅定位仪的严格定位下拍摄，以排除头位不正造成的误差，使测量结果有分析比较的价值。

（2）描图应在光源良好的 X 线片观片灯或专用的描图桌上进行。

（3）描绘图的点线必须精确、细小，特别是解剖标志点的定位要准确，以减少误差。

（4）对因头颅本身厚度或个体两侧结构不完全对称而出现的部分左右影像不完全重合，应按其平均中点来描绘。

## ◈ 链　接

> 　　临床上常用的头影测量分析法主要包括 Downs 分析法、Tweed 分析法、Wits 分析法等。
>
> 　　Downs 分析法主要包括 10 项测量指标，这些指标测量的是骨骼间关系、殆与骨骼间的关系。其中，骨骼测量包括面角、颌凸角、A－B 平面角、下颌平面角与 Y 轴角；牙齿测量主要包括殆平面角、上下中切牙角、下中切牙－下颌平面角、下中切牙－殆平面角与上下中切牙凸距。
>
> 　　Tweed 分析法主要测量由眼耳平面、下颌平面、下中切牙长轴所组成的代表面部形态结构的颌面三角形的三角。其着重分析下前牙位置与倾斜度，对实现良好面容时的下前牙进行再定位，以评估是否拔牙并判断矫治预后。
>
> 　　Wits 分析法用于评估上下颌骨的矢状向相互关系。当前颅底平面发生变化或鼻根点发生变化时，ANB 角不能准确反映上下颌骨前部的位置关系。因此，利用 A、B 点向功能殆平面做垂线并测量其投影距离的方法来避免 SN 平面和 N 点变异带来的影响。

## ◈ 考点提示

X 线头影测量分析的操作方法及注意事项。

## ◈ 思考题

1. 反映上颌骨相对于颅骨的前后位置关系的是(　　　)

　　A. 颌凸角　　　　　　B. 面角　　　　　　C. Y 轴角　　　　　　D. SNA 角

　　E. SNB 角

正确答案：D

答案解析：SNA 角反映上颌骨相对于颅骨的前后位置关系。

2. 反映下颌骨相对于颅骨的前后位置关系(　　　)

　　A. 颌凸角　　　　　　B. 面角　　　　　　C. SNB 角　　　　　　D. Y 轴角

E. SNA 角

正确答案：C

答案解析：SNB 角反映下颌骨相对于颅骨的前后位置关系。

3. 面角代表（    ）

A. 下颌的凸缩度

B. 面部生长发育的方向

C. 上颌骨相对于颅骨的位置关系

D. 上下颌骨之间的相互位置关系

E. 下颌骨相对于颅骨的前、后位置关系

正确答案：A

答案解析：面角代表下颌的凸缩程度，该角越大代表下颌越前突。

4. N 点指的是（    ）

A. 耳点　　　　　B. 眶点　　　　　C. 鼻根点　　　　　D. 蝶鞍点

E. 上齿槽座点

正确答案：C

答案解析：N 点指的是鼻根点，代表面部与颅部的交界处。

5. X 线头影测量可做如下分析，除了（    ）

A. 颅面部的生长发育

B. 双侧髁突的对称性

C. 牙、颌、面畸形的机制分析

D. 外科正畸的诊断和分析

E. 确定错𬌗畸形的矫治设计

正确答案：B

答案解析：X 线头影测量的主要作用有以下 5 个方面：研究颅面生长发育；牙、𬌗、颅面的诊断分析；确定错𬌗畸形的矫治设计；错𬌗畸形矫治前、中、后的牙、颌、颅面形态结构变化的比较研究；正畸 - 外科联合治疗的诊断和矫治设计。

# 实训四

## 活动矫治器固位体的制作

◆ **病例导入**

患者，男性，7岁，因前牙"兜齿"到正畸科就诊，诊断为"前牙反𬌗"，行𬌗垫舌簧治疗以解除前牙反𬌗。在治疗过程中，矫治器容易松脱。良好的固位是活动矫治器发挥作用的前提，因此，治疗过程中需加强矫治器的固位。那么有哪些固位体可以增强矫治器的固位呢？

◆ **知识要点**

活动矫治器的固位体是位于支抗基牙上防止矫治器脱位的装置，是矫治器发挥矫治力的必要保证。临床上常见的固位体有单臂卡环、邻间钩、箭头卡环。

**1. 单臂卡环** 是形状如 C 形且只有一个卡环臂的卡环。

制作要点：多用于磨牙和前磨牙上；常用直径为 0.9mm 的不锈钢丝；卡环臂位于牙颊面靠龈缘处，卡臂尖伸入邻间隙的倒凹区内大约 0.5mm，起固位作用；包埋入基托的钢丝应离开组织面 0.5～1.0mm。

**2. 邻间钩** 也称钩状卡环，是固位力较强的装置之一。

制作要点：用于邻接关系良好的牙上；常用直径为 0.8mm 的不锈钢丝；利用卡环的钩状末端，在两牙的邻间隙处钩住邻接点下方；模型需刻去龈乳头，深 0.5～1.0mm；包埋入基托的钢丝应离开组织面 0.5～1.0mm。

**3. 箭头卡环** 又称亚当斯（Adams）卡环。

制作要点：多用于磨牙上；常用直径为 0.8mm 的不锈钢丝；利用卡环的箭头部分，卡抱在基牙颊侧近远中倒凹区，从而起固位作用；包埋入基托的钢丝应离开组织面 0.5～1mm。

◆ **技术操作**

## 一、学习要点

通过讲解、示教和实验弯制，初步掌握可摘矫治器固位体的结构和制作方法，并熟悉其应用。

## 二、操作规程

（一）简易流程

```
┌──────────┐
│  物品准备  │
└────┬─────┘
     │            ┌──────────┐
     ↓            │  模型准备  │
┌──────────┐      └──────────┘
│  操作方法  │──┤
└──────────┘      ┌──────────┐
                  │   制作    │
                  └──────────┘
```

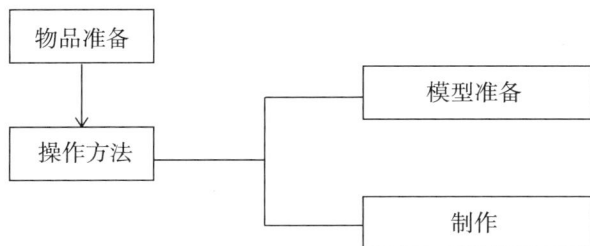

活动矫治器固位体的制作

（二）分步流程

### ▨ 物品准备

石膏模型、打磨机；不锈钢丝（直径为 0.8mm、0.9mm）；技工钳（梯形钳、尖头钳、三齿钳、卡断钳）；雕刻刀、红蓝铅笔、红蜡片、砂石针、酒精灯、打火机等。

### ▨ 操作方法

#### ▏模型准备▕

◆ 确定活动矫治器固位体的基牙。

◆ 修整颈缘线：用雕刻刀刮除石膏模型上基牙颊侧牙颈部近远中面的石膏，深约 0.5mm。

◆ 修整基牙近远中接触点的稍下方。

#### ▏制作▕

◆ 固位部分的弯制。需要注意此段钢丝应与基牙密贴。

◆ 连接体的弯制。需要注意连接体不能进入倒凹区，连接体与组织面要保持 0.5 ~ 1.0mm 的均匀间隙，以便包埋入基托。

## 三、注意事项

（1）制作固位体的不锈钢丝需要合适的直径，单臂卡环为 0.9mm，邻间钩、箭头卡环为 0.8mm。

（2）弯制固位体时，需要在石膏模型上反复比试调整，保证其与基牙密贴。

（3）连接体不能进入倒凹区，与组织面保持 0.5 ~ 1.0mm 的均匀间隙，末端弯制成曲。

（4）注意安全。切断钢丝时注意不要让钢丝末端伤到眼睛；钢丝末端需要磨圆钝，以免扎伤患者。

## ◆ 链 接

> **连续卡环** 又称长臂卡环，包括两颗或两颗以上基牙。主要用于后牙上，是一种沿前磨牙、磨牙牙冠颊面连续弯曲，绕过最后一颗磨牙远中面至腭侧弯向近中形成连接体的卡环，主要作用是增强固位、防止后牙颊向倾斜。

## ◆ 考点提示

固位体是指矫治器中起固位和支持作用的部分，是防止矫治器因其自身的重力、矫治力和肌功能作用等因素而发生脱位的装置，是机械性活动矫治器的重要组成部分，也是矫治器发挥矫治力的必要保证。临床常用的固位体有卡环、邻间钩等。

## ◆ 思考题

1. 以下哪一项不属于活动矫治器的固位体部分（    ）

　　A. 单臂卡环　　　　　B. 邻间钩　　　　　C. 箭头卡环　　　　　D. 双曲唇弓

　　E. 亚当斯卡环

正确答案：D

答案解析：双曲唇弓属于活动矫治器的加力装置，通过关闭弹簧的双曲，可产生内收错位牙移动的矫治力。

2. 弯制可摘矫治器的固位体时，连接体不能进入舌侧倒凹区，与舌侧黏膜保持（    ）的均匀间隙，末端弯制成曲。

　　A. 2mm　　　　　B. 0.5～1mm　　　　　C. 1.0mm　　　　　D. 0.2mm

　　E. 3mm

正确答案：B

答案解析：连接体与舌侧黏膜要保持0.5～1.0mm的均匀间隙，以便包埋入基托。

3. 弯制箭头卡环时，需要先用雕刻刀刮除石膏模型上基牙颊侧牙颈部近远中面的石膏，深约（    ）

　　A. 0.5mm　　　　　B. 0.2mm　　　　　C. 1.0mm　　　　　D. 1.5mm

E. 0.1mm

正确答案：A

答案解析：在不损伤牙龈组织的情况下，增加固位。

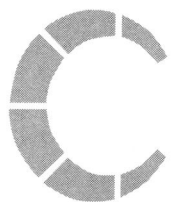

# 实训五

## 活动矫治器加力装置的制作

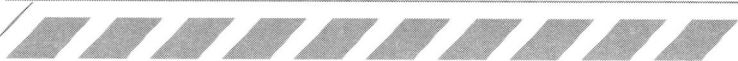

## ◆ 病例导入

患者，男性，12 岁，因上前牙散隙来正畸科就诊。医师经详细检查后，诊断为"安氏 I 类错殆畸形，牙间隙"，拟行活动矫治器正畸治疗。活动矫治器通过哪些装置起作用？这些装置如何制作？

## ◆ 知识要点

活动矫治器加力装置是指矫治器对错位牙施加矫治力以发挥矫治作用的装置，也称作用部分。临床常用的装置有唇弓、各类弹簧、螺旋器等。

**1. 双曲舌簧**  通过打开弹簧的双曲，可产生推动错位牙移动的矫治力，主要用于将舌腭侧错位牙向唇颊侧推动，矫治舌腭向错位的牙。

**2. 分裂簧（菱形黄）**  通过打开分裂簧，可以扩大牙弓或将磨牙推向远中。如果将分裂簧置于牙弓局部，可以对局部牙弓进行扩大。

**3. 双曲唇弓**  通过关闭弹簧的双曲，可产生内收错位牙移动的矫治力，主要用于内收前牙、关闭前牙散在间隙、缩小前部牙弓、矫治唇向错位的前牙、减少前牙覆盖；也用于保持和稳定矫治完成后的效果。

## ◆ 技术操作

### 一、学习要点

活动矫治器通过加力装置对错位牙施加矫治力，进而达到矫治作用。

### 二、操作规程

（一）简易流程

```
物品准备
    │
    ↓                    ┌─── 双曲舌簧
操作方法 ────────────────┼─── 分裂簧（菱形簧）
                         └─── 双曲唇弓
```

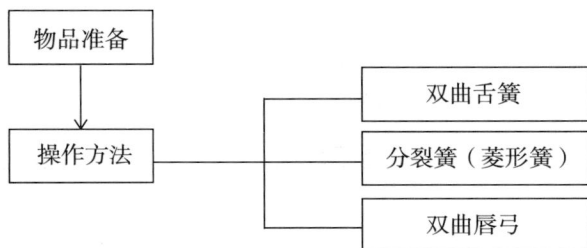

活动矫治器加力装置的制作

（二）分步流程

### 物品准备

石膏模型、不锈钢丝（直径为 0.5mm、0.8mm、0.9mm）、梯形钳、平头钳、切断钳、雕刻刀、蜡片、红蓝铅笔、酒精灯等。

### 操作方法

#### 双曲舌簧

取一段直径为 0.5mm 的不锈钢丝，将一端磨圆钝。用梯形钳弯制第一个曲，该曲与错位牙颈缘外形一致，宽度约等于舌侧颈部近远中宽度；再用梯形钳弯制第二个曲，该曲要保持圆钝，不能形成角度；然后用平头钳夹住两个曲形成的平面，把钢丝向下弯成圆滑的直角后形成连接体。舌簧的连接体包埋于基托内。

#### 分裂簧（菱形簧）

取一段直径为 0.9mm 的不锈钢丝，先用梯形钳制成菱形的尖端；然后于钢丝两端对称处将钢丝弯向内，形成一个菱形；再于两侧钢丝交叉处弯向外，形成菱形开口。钢丝末端向外弯制成波浪状，形成小连接体，埋入基托内。

#### 双曲唇弓

取一段直径为 0.8mm 的不锈钢丝，首先弯制双曲唇弓的水平部，使其与切牙接触呈弧形，弓丝位于前牙切 1/3 与中 1/3 交界处。在两侧尖牙近中 1/3 处，将弓丝向牙龈方向弯成两个 U 形曲。钢丝末端经尖牙与第一前磨牙的颊外展隙、𬌗外展隙到腭部形成连接体，埋于基托内。

## 三、注意事项

（1）双曲舌簧的双曲应形成平行的平面，此平面应与被矫治牙的长轴垂直，并置于被矫治牙的舌侧牙颈部。

（2）菱形簧的菱形口部张开 1～2mm，口部对准腭中缝，体部左右宽 6～8mm，长 10～20mm，簧距组织面 3～4mm，以便于加力时调整。

（3）双曲唇弓的曲宽度是尖牙宽度的 2/3，高度应超过尖牙龈缘 3～4mm，并距离组织面约 1.0mm。

◆ 链 接

> **螺旋器** 用于扩大双侧牙弓时，螺旋器常置于牙弓中线处；用于扩大单侧牙弓时，螺旋器常置于需扩大的牙弓侧；用于前牙及前牙弓唇向开展时，螺旋器与牙弓前部垂直；用于将磨牙推向远中时，螺旋器与牙弓后部平行。

◆ 考点提示

活动矫治器加力装置（双曲舌簧、分裂簧、双曲唇弓）的制作方法及注意事项。

◆ 思考题

1. 弯制双曲舌簧的钢丝一般直径为（　　）

 A. 0.5mm   B. 0.7mm   C. 0.9mm   D. 1.0mm

 E. 0.8mm

正确答案：A

答案解析：一般用直径 0.5mm 的不锈钢丝弯制双曲舌簧。

2. 双曲唇弓的水平部应位于前牙部的（　　）

 A. 切 1/3        B. 中 1/3

 C. 颈 1/3        D. 切 1/3 与中 1/3 交界处

 E. 中 1/3 与颈

正确答案：D

答案解析：弯制双曲唇弓的水平部，使其与切牙接触呈弧形，弓丝位于前牙切 1/3 与中 1/3 交界处。

3. 双曲唇弓的曲宽度是尖牙宽度的（　　）

 A. 1/2    B. 1/3    C. 2/3    D. 3/4

 E. 1/4

正确答案：C

答案解析：双曲唇弓的曲宽度是尖牙宽度的 2/3。

4. 双曲唇弓的曲高度应超过尖牙龈缘（　　）

 A. 1～2mm   B. 2～3mm   C. 3～4mm   D. 大于4mm

 E. 4～5mm

正确答案：C

答案解析：双曲唇弓的曲宽度是尖牙宽度的2/3，高度应超过尖牙龈缘3~4mm，并距离组织面约1.0mm。

5. 弯制分裂簧的钢丝一般直径为(　　　)

    A. 0.5mm         B. 0.7mm         C. 0.9mm         D. 1.0mm

    E. 1.2mm

正确答案：C

答案解析：一般用直径0.9mm的不锈钢丝弯制分裂簧。

# 实训六

## 上颌双侧后牙殆垫活动矫治器的制作

◆ **病例导入**

患者，女性，4 岁半，因前牙兜齿来正畸科就诊，诊断为"前牙反𬌗"。该患者为牙性反𬌗，因此，应用上颌双侧后牙𬌗垫活动矫治器进行矫治。

◆ **知识要点**

**1. 上颌双侧后牙𬌗垫活动矫治器的适应证** 乳牙期、替牙期以牙性因素为主的前牙反𬌗、深覆𬌗Ⅱ度者。

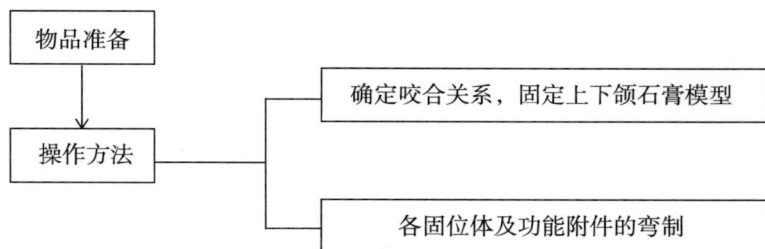

**2. 上颌双侧后牙𬌗垫活动矫治器的设计与制作**

（1）固位装置常用邻间钩、箭头卡环或单臂卡环。

（2）𬌗垫为双侧后牙解剖式𬌗垫。

（3）在反𬌗的上前牙腭侧放置双曲舌簧。

**3. 临床应用**

（1）矫治器的𬌗垫高度以解除前牙反𬌗的锁结为宜。

（2）双曲舌簧的弹簧平面应与上前牙长轴垂直并靠近腭侧牙颈部，每次打开 1mm，嘱进食时必须戴矫治器。一般 3 ~ 6 个月可完成矫治。

（3）每 2 周加力 1 次。反𬌗解除后，分次磨低𬌗垫，每次磨除 0.3 ~ 0.5mm 的厚度，直至𬌗垫全部磨除。

◆ **技术操作**

## 一、学习要点

掌握上颌双侧后牙𬌗垫活动矫治器的结构及制作方法，了解其主要功能。

## 二、操作规程

（一）简易流程

```
物品准备
   │
   ▼                  ┌─ 确定咬合关系，固定上下颌石膏模型
操作方法 ──────────────┤
                      └─ 各固位体及功能附件的弯制
```

上颌双侧后牙𬌗垫
活动矫治器的制作

（二）分步流程

### ◤ 物品准备

石膏模型、简易殆、不锈钢丝、梯形钳、平头钳、切断钳、分离剂、树脂粉、树脂液、红蓝铅笔等。

### ◤ 操作方法

#### 确定咬合关系，固定上下颌石膏模型

◆ 将前牙反殆石膏模型用水浸透。

◆ 将简易殆架平放在台面上，调整、固定各部位螺丝。

◆ 将已浸水的石膏模型按照临床记录的颌位关系对好，调和石膏，将模型固定于简易殆架上。临床获得的颌位关系应在垂直向上打开前牙锁结关系，前牙垂直分离1～2mm。

#### 各固位体及功能附件的弯制

◆ 固位装置的弯制。在上颌双侧第二乳磨牙制作箭头卡环。

◆ 双曲舌簧的制作。在上颌乳切牙腭侧弯制双曲舌簧。

◆ 用蜡将弯制好的箭头卡环固定于颊侧，将双曲舌簧固定于乳切牙腭侧靠近舌隆突处。

◆ 用红蓝铅笔在石膏模型上标出基托的伸展范围，并在双侧后牙殆面及基托范围内均匀涂抹一层分离剂。

◆ 殆垫与基托的涂塑。调自凝树脂，在稀糊期涂塑基托部分，将箭头卡环及双曲舌簧的连接体包埋于基托并将基托涂抹光滑。在面团期，将调好的自凝树脂放置在上颌后牙殆面上，在树脂未凝固前用殆架确定殆垫厚度，同时殆垫上也出现与下颌后牙咬合而成的解剖形态。

◆ 打磨、抛光。待树脂完全硬固后，取下矫治器并打磨、抛光，制作完成。

### ◆ 链 接

> **导弓式矫治器** 改良的殆垫矫治器，其解除锁结关系后借助诱导弓的弹力和激发肌肉活动所产生的力，关闭下前牙散在间隙，诱导下颌向后移动，使下颌进行生理性调位，是一种机械－功能相混合的活动矫治器。

◆ **考点提示**

上颌双侧后牙殆垫活动矫治器的适应证、制作方法及临床应用。

◆ **思 考 题**

1. 上颌双侧后牙殆垫活动矫治器的适用年龄为（　　）

    A. 4 岁　　　　　　　　B. 7 岁　　　　　　　　C. 12 岁　　　　　　　　D. 20 岁

    E. 18 岁

正确答案：A

答案解析：上颌双侧后牙殆垫活动矫治器的适用年龄为 4 岁。

2. 矫治前牙反殆的双曲舌簧应放置于（　　）

    A. 上前牙腭侧牙颈部　　　　　　　　　B. 上前牙腭侧牙切端

    C. 上颌第二磨牙腭侧牙颈部　　　　　　D. 上颌第二磨牙腭侧近中舌尖

    E. 下前牙舌侧切端

正确答案：A

答案解析：矫治前牙反殆的双曲舌簧的弹簧平面应与上前牙长轴垂直，靠近腭侧牙颈部。

3. 纠正前牙反殆常用的活动矫治器是（　　）

    A. 上颌双侧后牙殆垫活动矫治器　　　　B. 单侧殆垫矫治器

    C. 标准的 Hawley 保持器　　　　　　　D. 平面导板矫治器

    E. 斜面导板矫治器

正确答案：A

答案解析：上颌双侧后牙殆垫活动矫治器的适应证为矫治乳牙期、替牙期以牙性因素为主的前牙反殆，深覆殆Ⅱ度者。

4. 反殆解除后，双侧殆垫每次应磨除（　　）

    A. 0.5 ~ 1.0mm　　　　　　　　　　B. 0.3 ~ 0.5mm

    C. 0 ~ 2.0mm　　　　　　　　　　　D. 0.5mm 以上

    E. 0.8 ~ 1.5mm

正确答案：B

答案解析：反殆解除后，分次磨低殆垫，每次磨除 0.3 ~ 0.5mm 的厚度，直至殆垫全部磨除。

# 实训七

## 上颌平（斜）面导板矫治器的制作

## ◆ 病例导入

患者，女性，15岁，因前牙不齐于正畸科就诊。临床检查后，医师初步诊断为"安氏Ⅰ类错𬌗畸形，前牙Ⅲ度深覆𬌗，牙列轻度拥挤"。治疗过程中，可以运用哪种活动矫治器来解决患者前牙深覆𬌗的问题？

## ◆ 知识要点

**1. 上颌平面导板矫治器** 适用于严重深覆𬌗，可抑制下前牙垂直萌出或压低下前牙，促进上下后牙垂直萌出。

**2. 上颌斜面导板矫治器** 适用于由不良习惯或下颌发育不足等导致的远中错𬌗，可引导下颌向前，刺激下颌骨矢状向生长。

## ◆ 技术操作

### 一、学习要点

上颌平面导板矫治器可压低下前牙，升高后牙；斜面导板还有引导下颌向前的作用。

### 二、操作规程

（一）简易流程

```
物品准备 ──────────┐
   │                │──── 确定𬌗关系，上𬌗架
   │                │
   │                │──── 涂分离剂
   ↓                │
操作方法 ───────────┤──── 增强固位
   │                │
   │                │──── 固位体的制作
   │                │
   ↓                │──── 上颌平（斜）面导板与基托形成
试戴
```

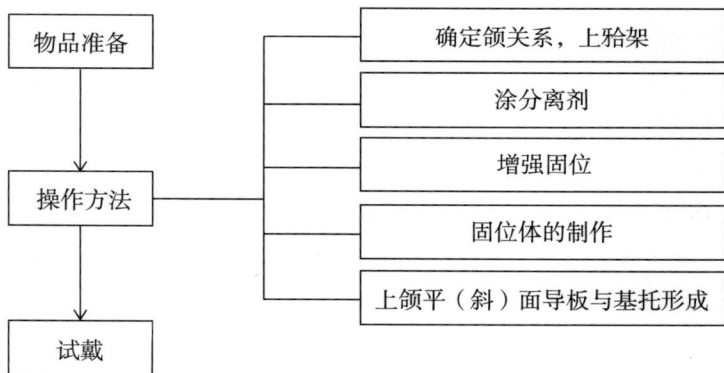

上颌平（斜）面导板矫治器的制作

（二）分步流程

▨ **物品准备**

石膏模型、不锈钢丝、梯形钳、三齿钳、切断钳、日月钳、石膏调刀、雕刻刀、

橡皮碗、简易𬌗架、蜡匙、自凝牙托粉、自凝牙托水、调杯、常规充胶器械、台式牙钻及磨头、蜡片、红蓝铅笔、酒精灯等。

## 操作方法

### 确定颌关系，上𬌗架

首先将深覆𬌗的上下颌石膏模型按照其需要的咬合关系对好，再用水浸湿模型，调好石膏，将模型固定于简易𬌗架上。

### 涂分离剂

用红蓝铅笔于上颌模型腭侧标出基托的伸展范围，并均匀涂上一层分离剂。

### 增强固位

为增强固位，将位于拟安放邻间钩的两邻牙之间龈乳头处（即接触点稍下方）的石膏用雕刻刀刮除 0.5mm。

### 固位体的制作

可设计上颌第一恒磨牙单臂卡环或箭头卡环、前磨牙邻间钩，根据需要可于上颌模型弯制双曲唇弓。

### 上颌平（斜）面导板与基托形成

常规自凝树脂调至稀糊期时，用蜡刀取适量树脂涂布于基托范围内，并在前牙腭侧黏膜区域形成一个半月形的平面导板，其前后径宽度为 7.0～8.0mm（临床实际操作时应根据前牙覆盖大小决定），左右达两侧尖牙之远中，使该平面与𬌗平面平行（斜面导板则与𬌗平面成 45°），然后关闭𬌗架进行咬合，使下前牙均匀地咬在平（斜）面导板上，至上下后牙𬌗面之间打开 1.5～2.0mm 的间隙。用蜡刀蘸取自凝牙托水修整平面导板与基托，使之均匀、光滑、边缘清楚。待树脂完全硬固后，取下矫治器，按照程序打磨、抛光。

## 试戴

将矫治器于模型上试戴，关闭𬌗架，进一步检查和调整。

## 三、注意事项

临床应用时，随着下前牙被压低，有时需加高平（斜）面导板，以保证上下颌后牙殆面分开 1.5～2.0mm 的间隙；如需同时内收上颌前牙，加力前应将上颌平（斜）面导板前缘区的组织面适量缓冲。

◈ **链　接**

> **上颌前牙粘接式平面导板（Biteturbo）**　常粘接于上颌多颗前牙的腭侧，平面导板的平面应低于上颌前牙切缘或牙尖 2mm 左右，且与殆平面平行。平面导板的唇舌向长度应该视覆盖而定，要求正中颌位时，下切牙切端与平面导板均匀接触。

◈ **考点提示**

上颌平（斜）面导板矫治器的制作方法及注意事项。

◈ **思　考　题**

1. 临床应用上颌平面导板时，后牙殆面需分开（　　　）

　　A. 0.5～1.0mm　　　　　　　　　　B. 1.0～1.5mm

　　C. 1.5～2.0mm　　　　　　　　　　D. 2.0～2.5mm

　　E. 2.0～3.0mm

正确答案：C

答案解析：临床应用上颌平面导板时，随着下前牙被压低，有时需加高平（斜）面导板，以保证上下颌后牙殆面分开 1.5～2.0mm 的间隙。

2. 上颌斜面导板矫治器的导板与殆平面成（　　　）

　　A. 75°　　　　　　B. 30°　　　　　　C. 45°　　　　　　D. 40°

　　E. 60°

正确答案：C

答案解析：上颌斜面导板矫治器的导板与殆平面成 45°。

3. 关于上颌平面导板矫治器，叙述不正确的是（　　　）

　　A. 适用于反殆者

B. 目的是压低下前牙

C. 下前牙咬在导板上时后牙应离开 1.5～2.0mm

D. 目的是升高后牙

E. 适用于后牙牙槽高度过低引起的前牙深覆𬌗

正确答案：A

答案解析：上颌平面导板矫治器适用于严重深覆𬌗，可抑制下前牙垂直萌出或压低下前牙，促进上下后牙垂直萌出。下前牙咬在导板上时后牙应离开 1.5～2.0mm。

4. 应用上颌平（斜）面导板矫治器时，为增强固位，将接触点稍下方的石膏用雕刻刀刮除（　　）

    A. 0.2mm　　　　　　B. 0.4mm　　　　　　C. 0.5mm　　　　　　D. 0.6mm

    E. 0.7mm

正确答案：C

答案解析：为增强固位，将位于拟安放邻间钩的两邻牙之间龈乳头处，即接触点稍下方的石膏用雕刻刀刮除 0.5mm。

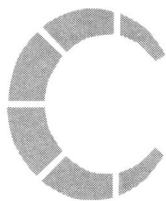

# 实训八

## 微螺钉种植体植入术

◈ **病例导入**

患者，女性，23 岁，因前牙突、牙齿不齐、嘴突来正畸科就诊，诊断为"双颌前突，牙列拥挤"，行全口固定矫治。为了使侧貌改善更明显，治疗过程中上、下颌后牙均需加强支抗，才能使前牙回收更多。可采取哪些增加后牙支抗的措施呢？

◈ **知识要点**

**1. 固定矫治器加强支抗的传统方法**

（1）颌内支抗。增加支抗牙的数目，横腭杆，舌弓，Nance 弓等。

（2）颌间支抗。Ⅱ类牵引、Ⅲ类牵引等。

（3）颌外支抗。口外弓联合头帽、J 钩联合头帽、面弓等。

在以上增强支抗的传统方法中，口内支抗会有不同程度的支抗丧失；口外支抗依赖于患者的配合，且很难精确控制力的矢量；而骨性支抗使正畸过程获得稳定支抗成为可能。

**2. 种植体支抗的种类**　种植体支抗有修复牙种植体、骨膜下种植体、可吸收种植体、微螺钉种植体等。正畸临床中使用最多的是微螺钉种植体，其直径一般为 1 ~ 2mm，长度一般为 6 ~ 10mm。微螺钉种植体的常用植入部位：上、下颌唇、颊侧牙槽嵴与牙根之间，上、下颌唇、颊侧根尖部位，腭侧，上颌结节，下颌磨牙后区，下颌升支等。微螺钉种植体的植入方式有助攻式和自攻式，正畸临床常用自攻式植入。

**3. 微螺钉种植体的适应证**

（1）前牙重度拥挤或牙弓严重前突，后牙需要强支抗的患者。

（2）后牙近中或远中移动，前牙支抗不足的患者。

（3）需要绝对压低伸长牙齿的患者。

（4）牙齿缺失过多，牙位明显异常，导致支抗牙数量不足的患者。

**4. 微螺钉种植体的禁忌证**

（1）乳牙期、替牙期患者。

（2）骨质疏松、贫血、甲状腺功能亢进、慢性肝病等患者。

（3）复发性口腔溃疡、口腔干燥症、进展期牙周病患者。

（4）骨纤维异常增生症、牙骨质瘤等颌骨疾病患者。

（5）妊娠期、哺乳期女性。

## ◈ 技术操作

### 一、学习要点

通过植入微螺钉种植体，使后牙获得最大支抗，前牙得到较多的回收，从而获得更好的侧貌改善。

### 二、操作规程

（一）简易流程

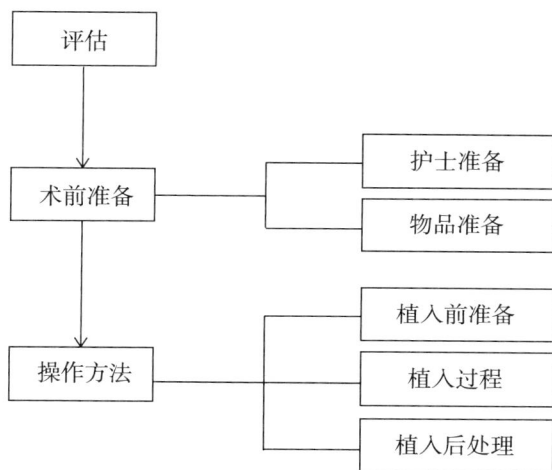

微螺钉种植体植入术

（二）分步流程

### ▨ 评估

◆ 患者的基本情况，包括性别、年龄、药物过敏史、全身健康状况、心理状况。

◆ 患者错𬌗畸形的诊断、治疗方案的设计。

◆ 再次确认种植钉植入的位置及数量。

◆ 向患者和家属解释种植钉植入的必要性，以及在植入过程中及植入后有何不适和风险，请患者和（或）家属在知情同意书上签字。

### ▨ 术前准备

**护士准备**

环境准备及患者卧位准备同一般护理操作。

## 物品准备

口腔检查器械、漱口液、安尔碘消毒液、局部麻醉药（阿替卡因）、麻醉药注射器、种植钉手术包（种植钉及植入螺刀）。

### 操作方法

#### 植入前准备

◆ 与患者沟通解释，协助其取安全舒适卧位。

◆ 嘱患者用漱口液漱口，向植入区域注射局部麻醉药，常规消毒铺巾。

◆ 核对种植钉的尺寸、数量及植入位置。

#### 植入过程

◆ 戴无菌手套。

◆ 用安尔碘消毒液对植入区域黏膜进行消毒处理。

◆ 将种植钉放入螺刀头部，确定其吻合严密。

◆ 参照曲面断层片或 CBCT 确定植入点，经测量，植入点应距两侧牙根达到安全距离，微种植体植入初始，应与骨面垂直；旋入过程中要保持适当的压力并严密控制旋入方向；一定注意避免种植钉在植入过程中与相邻牙根接触，以免造成邻牙损伤；植入后小心卸下螺刀，放入手术敷料包内。

#### 植入后处理

◆ 整理物品，将垃圾分类处理。

◆ 洗手、记录。

◆ 为患者拍摄曲面断层片，确认种植体植入位置恰当。

◆ 向患者宣教术后注意事项。①术后 2 小时一般会稍有不适，如感觉疼痛较重，可酌情服用镇痛药或及时到医院就诊；②术后 2 小时可进食、饮水，忌过冷、过热刺激，术后数日忌烟酒及辛辣、刺激性食物；③术后一周内进食后用漱口液漱口；④保持种植体周围清洁卫生，防止炎症发生。

## 三、注意事项

（1）术前评估患者，确认其非空腹且无药物（麻醉药）过敏史。

（2）确认并核对种植钉植入的部位及数目。

（3）旋入过程中要保持适当的压力并严密控制旋入方向，一定注意避免种植钉植入过程中与相邻牙根接触，以免造成邻牙损伤。

（4）术后注意保持口腔卫生，术后数日忌过冷、过热刺激，忌烟酒及辛辣、刺激性食物。

## ◈ 链 接

**1. 助攻式植入手术** 需要首先在局部麻醉下用低速手机或手动钻针穿通骨皮质全层，再用螺刀旋入种植体。

**2. 种植体取出** 创伤很小，甚至不需要局部麻醉，用手动螺刀套住种植体头部，与植入相反方向旋出即可。

## ◈ 考点提示

微螺钉种植体的适应证及禁忌证。在植入前要充分评估植入区域的骨量以及与邻近组织的解剖关系，在植入过程中要注意植入的角度、力量、速度，植入后的注意事项。

## ◈ 思 考 题

1. 微螺钉种植体的长度一般为（ ）

   A. 3～4mm      B. 4～5mm      C. 5～6mm      D. 6～10mm

   E. 1～2mm

正确答案：D

答案解析：有大量的临床及动物实验表明，在不损伤邻近组织的情况下，6～10mm 的种植钉稳定性最佳。

2. 微螺钉种植体植入初始应与骨面成（ ）

   A. 45°      B. 60°      C. 90°      D. 30°

   E. 110°

正确答案：C

答案解析：微螺钉种植体植入初始应与骨面成90°，易于穿透骨皮质。

3. 以下哪项属于微螺钉种植体的禁忌证（ ）

   A. 前牙重度拥挤或牙弓严重前突，后牙需要强支抗的患者

   B. 后牙近中或远中移动，前牙支抗不足的患者

   C. 需要绝对压低伸长牙齿的患者

D. 骨纤维异常增生症、牙骨质瘤等颌骨疾病患者

E. 牙齿缺失过多，牙位明显异常，导致支抗牙数量不足的患者

正确答案：D

答案解析：骨纤维异常增生症、牙骨质瘤等疾病使颌骨组织被破坏，影响种植钉的固位，容易脱落。

# 实训九

横腭杆、Nance 弓 的制作

◆ **病例导入**

患者，男性，19岁，因牙齿不齐、嘴突来正畸科就诊，诊断为"牙列拥挤，上颌前突"，行全口固定矫治。为了获得更好的矫治效果，使上颌前牙回收更多，侧貌突度改善更明显，治疗过程中上颌需要加强支抗，可以采用哪些增加后牙支抗的措施？

◆ **知识要点**

**1. 加强支抗的传统方法**

（1）增加支抗牙数目。

（2）弓丝上应用停止曲、后倾曲。

（3）口外支抗，如口外弓联合头帽、面弓、J钩联合头帽等。

（4）支抗磨牙舌侧装置，如横腭杆、舌弓、Nance弓等。

口外支抗虽可提高支抗效果，但戴用不舒适且需要患者的良好配合。上颌增加支抗的方法包括在口内增加支抗牙数目，弓丝上应用停止曲、后倾曲的同时辅助应用横腭杆及Nance弓。

**2. 横腭杆** 主要用于加强上颌牙的稳定性和支抗，分为固定式横腭杆和可摘式横腭杆。临床上常用焊接型固定式横腭杆。横腭杆的作用如下。

（1）防止上颌磨牙发生近中倾斜和扭转运动，使两侧磨牙整体移动。

（2）逐渐给横腭杆加力能使磨牙产生旋转作用或牙根转矩改变。

（3）在上颌一侧牙弓完整而另一侧多个乳牙缺失时起到保持牙弓间隙的作用。

（4）横腭杆借助舌体主动向上挤压也有不同程度压低上颌磨牙的作用。

**3. Nance弓** 中度支抗辅助装置，其两侧和磨牙带环舌侧焊接为一体，前部向前延伸并在硬腭上有一个树脂托与腭部接触。Nance弓的作用如下。

（1）阻止磨牙前移，增强支抗，防止后牙近中移动。

（2）16，26带环的舌侧面焊接处可增添近中舌侧拉钩，与颊侧同时牵引尖牙向远中，可防止尖牙旋转。

（3）腭托上可增加各种弹簧、拉钩等附件。

（4）可改良为推上颌磨牙向后等的矫治器。

◆ **技术操作**

**一、学习要点**

通过实验操作，初步掌握横腭杆及Nance弓的结构、制作方法及其临床应用。

## 二、操作规程

### (一) 简易流程

```
物品准备
   │
   ↓                      工作模型的制作
操作方法 ─────────── 横腭杆及Nance弓的制作
                      腭托连接体的制作
```

横腭杆、Nance 弓的制作

### (二) 分步流程

**物品准备**

三齿钳、梯形钳、切断钳、蜡匙、石膏调刀、橡皮碗、调杯、调拌刀、酒精灯、红蓝铅笔、上颌石膏模型、成品带环、直径1.0mm的不锈钢丝、模型石膏、石膏锯、石英砂、红蜡片、自凝牙托粉、自凝牙托水、焊媒、焊金、焊枪、技工打磨机、砂石针、磨头等。

**操作方法**

#### 工作模型的制作

在第一磨牙上试戴成品带环，带环试装完成后，常规取印模，然后将带环转移到印模上。为便于在焊接时能达到较高的焊接温度，最好在灌注模型前在带环腭侧内面滴蜡，以保证焊接时的热传导性及焊件的牢靠。滴蜡后用石英与硬质石膏的混合材料（3∶1的比例）灌制石膏工作模型。

#### 横腭杆及 Nance 弓的制作

◆ 采用直径1.0mm的不锈钢丝弯制横腭杆，在上颌石膏模型的腭侧从一侧第一恒磨牙至对侧第一恒磨牙，在近腭中缝处形成U形曲，曲朝向远中。

◆ 取直径1.0mm的不锈钢丝弯制带环和腭托之间的连接体部分，弯制时注意钢丝部分与腭黏膜应保持1.5~3.0mm的距离，以避免钢丝压迫黏膜。连接体在腭托处需要弯制U形曲或W形曲以增强对腭托的把持作用。

◆ 包埋、焊接。用蜡保护焊接区，然后用石英与硬质石膏的混合材料（3∶1的比例）固定住钢丝曲并做常规焊接。

▌ 腭托连接体的制作 ▐

调拌自凝树脂，铺装腭托。常规打磨、抛光，完成制作。

## 三、注意事项

为便于在焊接时能达到较高的焊接温度，最好在灌注模型前在带环腭侧内面滴蜡，以保证焊接时的热传导性及焊件的牢靠。滴蜡后用石英与硬质石膏的混合材料（3∶1的比例）灌制石膏工作模型。

## ◆ 链 接

> —— ••• —— **改良 Nance 弓的临床应用** —— ••• ——
>
> 临床上常常会有一些前牙覆𬌗深、spee 曲线陡的患者，在需要加强支抗的同时，又需要戴用平面导板打开咬合。这时，可以使用改良的 Nance 弓。改良的 Nance 弓的主要原理是在 Nance 弓的腭侧托基础上将树脂再加高扩大面积形成 3－3 间的平面导板。因为本装置可以使后牙伸长，压低前牙，有打开咬合的作用，因此主要适用于深覆𬌗短面型下颌逆时针旋转趋势的患者，但不适用于长面型、高角趋势的患者。

## ◆ 考点提示

横腭杆及 Nance 弓的结构、制作方法及其临床应用。

## ◆ 思 考 题

1. 以下不属于横腭杆的作用的是（　　　）

　　A. 防止上颌磨牙发生远中倾斜　　　　B. 防止上颌磨牙发生扭转运动

　　C. 起到保持牙弓间隙的作用　　　　　D. 有不同程度压低上颌磨牙的作用

　　E. 防止上颌磨牙发生近中倾斜

正确答案：A

答案解析：横腭杆的作用如下：①防止上颌磨牙发生近中倾斜和扭转运动，使两侧磨牙整体移动；②逐渐给横腭杆加力能使磨牙产生旋转作用或牙根转矩改变；③在上颌一侧牙弓完整而另一侧多个乳牙缺失时起到保持牙弓间隙的作用；④横腭杆借助舌体向上挤压也有不同程度压低上颌磨牙的作用。

2. 下列增加支抗的方法中，属于支抗磨牙舌侧装置的是(　　　)

A. 口外唇弓　　　　B. 种植体　　　　C. 横腭杆　　　　D. J 钩联合头帽

E. 面弓

正确答案：C

答案解析：常见的支抗磨牙舌侧装置，包括：横腭杆、舌弓、Nance 弓等。口外弓联合头帽、面弓、J 沟联合头帽等属于口外支抗。

3. 以下属于固定矫治器加强支抗的方法的是(　　　)

A. 增加卡环、邻间钩等固位装置　　　　B. 6|6 间加横腭杆

C. 增加基托的面积　　　　D. 保持基托与组织面的密贴

E. 将支抗牙连成一整体

正确答案：B

答案解析：固定矫治器加强支抗的方法有：①使用支抗磨牙舌侧装置，包括横腭杆、舌弓、腭托等；②增加支抗牙数目，如合并使用第二磨牙带环；③头帽、口外弓等额外支抗；④弓丝上应用停止曲和后倾曲；⑤种植体支抗。活动矫治器加强支抗的方法有：①增加支抗牙的数目，在活动矫治器上增加卡环或邻间钩等固位装置；②增大活动矫治器的基托面积，并保持与组织面密贴；③将支抗牙连成一整体以增强支抗作用；④在应用颌内、颌间支抗的同时，增加口外唇弓、颌外支抗来增强支抗作用。

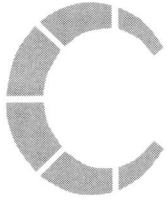

# 实训十

肌激动器的制作

◆ **病例导入**

患者，男性，9 岁，因下颌后缩影响进食而来正畸科就诊，诊断为"安氏Ⅱ类错𬌗（下颌后缩）"，行功能矫治。为了获得更好的矫治效果，治疗过程中使用了肌激动器。

◆ **知识要点**

肌激动器是功能矫治器的一种，1908 年由 Andresen 设计发明，应用于正畸已 100 多年。早期的肌激动器结构简单，经过近几十年的不断改良，该矫治器得到了发展。

**1. 作用原理**　肌激动器不产生力，其矫治力来源于咀嚼肌、口周肌，通过重建咬合或者改变下颌位置引发神经肌肉反应。由于肌激动器的作用，下颌被引导到新的位置上，咀嚼肌群的平衡被打破，上下颌骨通过相互作用，产生了引起上下颌骨改建的矫形力。

（1）刺激Ⅱ类错𬌗的下颌骨矢状向生长。

（2）抑制Ⅲ类错𬌗的下颌骨生长，刺激上颌骨矢状向生长。

（3）刺激下颌骨的垂直向生长，最终达到矫正异常上下颌骨关系的目的。肌激动器通过后牙诱导面控制上下后牙的不同萌出，调节功能𬌗平面的高度，从而改变磨牙关系。

**2. 适应证**

（1）用于矫治安氏Ⅱ类 1 分类及其亚类，以及下颌后缩的错𬌗畸形。

（2）用于矫治安氏Ⅲ类、安氏Ⅱ类 2 分类错𬌗和开𬌗畸形。

**3. 矫治时机**　主要用于矫治青春发育高峰期安氏Ⅱ类错𬌗。

**4. 佩戴时间**　每天佩戴 10 小时以上，进食、饮水、唱歌、朗读时取下矫治器。

**5. 调整加力**　每月复诊调磨一次，无须加力。

**6. 调磨𬌗垫**　每次复诊时对𬌗垫下面从后向前打磨，每次 1～1.5mm，后多前少，逐步升高下颌牙齿，形成正常咬合。

**7. 优点**　其施力点不在牙齿上，而是在上下颌骨上，通过改变颌骨间的关系，间接调整颌间关系，是一种阻断矫治。

**8. 缺点**　不能像固定矫治器一样可以有效控制牙齿的三维移动方向，有些下颌牙齿不齐的患者还需用固定矫治器进行后期矫治。

◆ **技术操作**

## 一、学习要点

通过实验操作，初步了解肌激动器的结构、制作方法及其临床应用。

## 二、操作规程

（一）简易流程

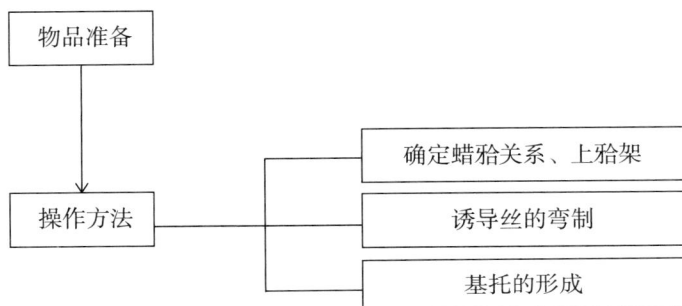

肌激动器的制作

（二）分步流程

### ▌物品准备

日月钳、梯形钳、三齿钳、切断钳、蜡刀、石膏调刀、橡皮碗、调杯、酒精灯、红蓝铅笔、安氏Ⅱ类1分类错𬌗的全牙列石膏模型、简易𬌗架、直径为0.9mm或1.0mm的不锈钢丝、模型石膏、红蜡片、自凝牙托粉、自凝牙托水、台式牙钻、砂石针、磨头等。

### ▌操作方法（以安氏Ⅱ类1分类错𬌗畸形为例）

#### ▎ 确定蜡𬌗关系、上𬌗架 ▎

◆ 蜡𬌗记录。安氏Ⅱ类1分类错𬌗在下颌前移时重建咬合。首先将下颌前移至中性位，一般前移3~4mm，最多不超过6mm；咬合打开的数量超出息止间隙2mm，一般在磨牙区分开4mm左右。

◆ 将石膏模型用水浸透。

#### ▎ 诱导丝的弯制 ▎

弯制诱导丝，上颌诱导丝位于上颌前牙的唇面，与一般可摘矫治器的双曲唇弓相同。

**| 基托的形成 |**

用铅笔画出基托的范围，包括上下颌及全部后牙的殆面、下前牙的唇面。将弯制好的钢丝固定在模型上。上下颌基托均在舌侧而不进入颊侧。上颌仅覆盖牙槽黏膜而露出腭顶，后缘呈马蹄形，上颌牙槽黏膜部分的高度为 8～12mm；下颌覆盖舌侧黏膜，并向前覆盖至下前牙唇面下 2mm 左右，下颌牙槽黏膜部分的高度为 5～12mm，向后至磨牙区可增至 10～15mm。视后牙间隙距离调制树脂并置于殆面，咬合在一起，使上下颌基托连成一整体。完成矫治器的制作。

## 三、注意事项

**1. 临床要求**

（1）患者的合作对治疗起着至关重要的作用，在治疗过程中注意与患者及家属的交流沟通，随时进行指导。

（2）功能矫治器只能解决下颌功能性移位造成的下颌后缩、部分下颌中线偏斜问题。

（3）掌握适应证和禁忌证。

**2. 制作时的要求**

（1）严格按蜡殆记录的关系将石膏模型转移至殆架上。

（2）按照安氏Ⅱ类1分类（下颌后缩）的设计要求形成后牙的诱导面。

◆ **链　接**

肌激动器对安氏Ⅱ类低角病例的面型改善非常有利，但对安氏Ⅱ类高角病例却十分不利，这是由于：①在垂直方向控制上，肌激动器鼓励下后牙的萌出以矫正前牙深覆殆，由于下后牙的萌出造成殆平面和下颌平面的顺时针旋转、下面高增加；②在矢状向控制上，肌激动器虽可明显促进下颌向前生长，但对上颌向前发育的抑制作用较弱。因此，对安氏Ⅱ类高角或合并上颌前突病例的矫治，常需要将口外弓与肌激动器联合起来使用。

◆ **考点提示**

肌激动器的适应证、禁忌证、结构及制作方法。

◈ 思 考 题

1. 以下不属于肌激动器的适应证的是（　　　）

    A. 安氏Ⅱ类2分类　　　　　　　　　　B. 安氏Ⅲ类

    C. 安氏Ⅰ类　　　　　　　　　　　　　D. 开𬌗患者

    E. 安氏Ⅱ类1分类

正确答案：C

答案解析：肌激动器的适应证：①用于矫治安氏Ⅱ类1分类及其亚类，下颌后缩的错𬌗畸形；②用于矫治安氏Ⅲ类、安氏Ⅱ类2分类错𬌗和开𬌗畸形。

2. 以下属于肌激动器的主体结构的是（　　　）

    A. 基托　　　　　B. 诱导丝　　　　　C. 双曲唇弓　　　　D. 箭头卡环

    E. 单臂卡环

正确答案：A

答案解析：肌激动器的结构比较简单，主要是由一整块树脂基托组成，其次是0.9～1.0mm不锈钢丝形成的诱导丝，无特定的固位装置，也没有产生机械力的加力装置。

3. 肌激动器的矫治力来源于（　　　）

    A. 表情肌　　　　B. 咀嚼肌　　　　　C. 颈部肌　　　　　D. 腭咽部肌

    E. 肩胛舌骨肌

正确答案：B

答案解析：肌激动器不产生力，其矫治力来源于咀嚼肌、口周肌，通过重建咬合或者改变下颌位置引发神经肌肉反应。由于肌激动器的作用，下颌被引导到新的位置上，咀嚼肌群的平衡被打破，上、下颌骨通过相互作用，产生引起上下颌骨改建的矫形力。

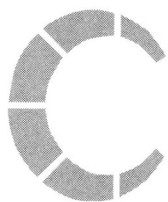

# 实训十一

## 功能调节器Ⅲ型的制作

## ◈ 病例导入

患者，男性，8岁，因前牙兜齿来正畸科就诊，诊断为"安氏Ⅲ类错𬌗，前牙反𬌗"，行功能性矫治器治疗。因患者为替牙期反𬌗，轻度上颌发育不足，下颌可后退至对刃，故应用功能调节器Ⅲ型（FR－Ⅲ）矫治器进行矫治。反𬌗的矫治方法还有哪些呢？

## ◈ 知识要点

**1. 功能调节器Ⅲ型（FR－Ⅲ）矫治器的适应证** 适用于乳牙期和替牙期，对功能性反𬌗和伴有轻度上颌发育不足、下颌发育基本正常或轻度前突的安氏Ⅲ类错𬌗畸形病例有较好的效果。

**2. 功能调节器Ⅲ型（FR－Ⅲ）的结构与制作方法**

（1）结构。包括树脂部分和金属丝部分。①树脂部分包括上唇挡、颊屏。②金属丝部分包括上唇挡连接丝、腭弓、前腭弓、下颌唇弓、支托。

（2）制作方法。①取印模。②重建咬合。③修整石膏模型。④铺隔离蜡。⑤弯制钢丝部件。⑥完成矫治器的制作。

**3. 临床应用**

（1）初戴矫治器时应检查各部件位置是否准确，在牙弓上有无稳定的支抗，重建的情况准确与否，矫治器就位是否正确，树脂边缘光滑与否。

（2）戴用方法。初始每天戴用1~3小时，适应后逐渐增加戴用时间，直至每天18小时。每4~6周复诊1次。复诊时检查矫治器就位情况，如有不适应做适当调改。如前牙反𬌗解除，则去除上颌第一磨牙𬌗支托。对于上颌骨发育不足的患者，可将上唇挡适当向唇侧移动，以刺激上颌骨生长。

（3）疗程。一般日夜戴用3个月左右即可观察到症状改善；戴用6~9个月磨牙关系得到改善；12个月左右结束治疗，进入保持阶段。

（4）保持。混合牙列期保持1年半左右，恒牙列早期保持2~3年。

## ◈ 技术操作

### 一、学习要点

通过实验操作，初步掌握功能调节器Ⅲ型（FR－Ⅲ）的结构、制作方法及临床应用。

## 二、操作规程

### （一）简易流程

```
物品准备

操作方法 ─┬─ 重建咬合、上𬌗架
          ├─ 修整石膏模型
          ├─ 铺隔离蜡
          └─ 弯制弓丝

矫治器的完成 ─┬─ 自凝树脂基托的制作
              └─ 基托的打磨、抛光
```

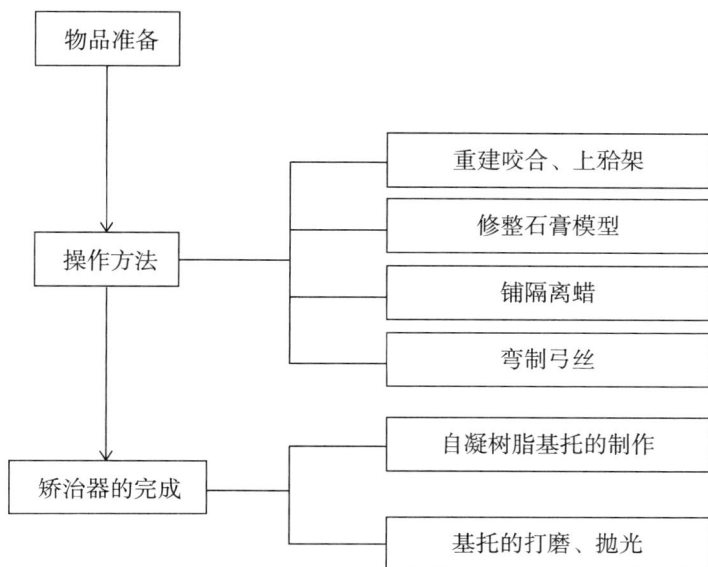

功能调节器Ⅲ型的制作

### （二）分步流程

#### ◪ 物品准备

梯形钳、切断钳、蜡刀、石膏调刀、橡皮碗、简易𬌗架、调杯、酒精灯、红蓝铅笔、安氏Ⅲ类错𬌗（前牙反𬌗）的全牙列石膏模型、不锈钢丝（直径为0.8mm、0.9mm、1.0mm）、模型石膏、红蜡片、自凝牙托粉、自凝牙托水、打磨机、磨头、车针等。

#### ◪ 操作方法

##### ▌重建咬合，上𬌗架▌

◆　在石膏模型上模拟患者咬合，用烤软的红蜡片重建蜡𬌗记录，将下颌后退至切对切位置，垂直打开的高度一般以上下颌磨牙𬌗间隙为2~3mm为宜，以便能够放置𬌗支托。

◆　将石膏模型用水浸透，按照蜡𬌗记录对好，调和石膏，将模型固定于简易𬌗架上。

## 修整石膏模型

在模型上用红蓝铅笔画出上唇挡、颊屏的位置。上唇挡应在上唇前庭区充分伸展，同时避开唇系带；颊屏应在上颌结节、前庭沟底充分伸展。为此，需要修整工作模型，上唇挡区前庭沟底向上加深 5mm 左右，以不压伤软组织为标准；颊屏伸展到前庭沟底，在磨牙和上颌结节区牙槽嵴黏膜转折处加深 2～3mm，同时注意颊系带的附着情况和上颌结节的外形。

## 铺隔离蜡

在上唇挡和颊屏区铺隔离蜡，上唇挡区铺蜡的厚度为 2.5～3mm，上颌牙弓颊侧面厚约 3mm。若后牙牙弓狭窄，蜡可稍厚，蜡的下缘与上颌𬌗平面平齐。下颌牙弓颊侧不铺蜡，只在牙槽区倒凹明显处填蜡，防止刺激黏膜。

## 弯制弓丝

◆ 上唇挡连接丝用直径 1.0mm 的不锈钢丝弯制，由 3 段组成：中段弯成 V 形，与上唇系带相适应；两端连接丝进入颊屏后应保持直线，以利于治疗中调节上唇挡前移。

◆ 下颌唇弓用直径 1.0mm 的不锈钢丝弯制。将不锈钢丝放置在下切牙唇面，与切牙轻轻接触，尽量接近下前牙龈缘，避免下切牙舌向倾斜。两侧至尖牙远中向龈方弯成 90°，至龈缘下约 5mm 处向后弯曲进入颊屏，末端与𬌗平面平行。

◆ 前腭弓用直径 0.8mm 的不锈钢丝弯制。水平中央部沿上切牙腭侧的外形形成弧形，位于舌隆突上、切缘下 2～3mm 处。如上前牙萌出不完全，则前腭弓不接触舌隆突。在切牙远中沿腭黏膜的外形形成 U 形，从尖牙与第一前磨牙间隙通过𬌗面进入颊屏。

◆ 腭弓用直径 1.0mm 或 1.2mm 的不锈钢丝弯制。腭弓中央形成一突向前的 U 形曲，两侧按照腭顶外形弯制，在两端最后磨牙的远中外形高点之下越过，进入颊屏，两侧末端互相平行。

◆ 支托用直径 0.9mm 的不锈钢丝弯制。将不锈钢丝放置于下颌第一磨牙（或第二乳磨牙）的𬌗面，两端由近远中向龈方弯曲离开牙龈进入颊屏。反𬌗较深的，可在上颌第一磨牙（或第二乳磨牙）处放置上颌𬌗支托。一旦前牙反𬌗解除，应立即去除，以使上颌后牙能自由地向下萌出。

## 矫治器的完成

### 自凝树脂基托的制作

将制作好的钢丝部件用蜡准确固定在工作模型上，连接体部分与缓冲蜡层之间留0.5～1mm的间隙。将上下颌蜡层相连，以防止自凝树脂进入殆间。用自凝树脂按照前面所画范围涂布上唇挡和颊屏，树脂厚度2～3mm。

### 基托的打磨、抛光

涂布完成后，待自凝树脂完全硬固后从工作模型上取下并打磨、抛光，边缘应磨圆钝。由于颊屏与下颌黏膜接触，故应适当缓冲颊屏组织面与龈缘接触的树脂，避免刺激黏膜。

## ◆ 链 接

—— •••—— 功能调节器 ——••• ——

功能调节器分为4种类型，即FR－Ⅰ、FR－Ⅱ、FR－Ⅲ、FR－Ⅳ。FR－Ⅰ用于矫治安氏Ⅱ类1分类和安氏Ⅰ类错殆畸形，FR－Ⅱ用于矫治安氏Ⅱ类2分类错殆畸形，FR－Ⅲ用于矫治安氏Ⅲ类错殆畸形，FR－Ⅳ用于治疗替牙期及恒牙早期牙弓狭窄、基骨发育不足的双颌前突及轻度骨性开殆畸形。

## ◆ 考点提示

功能调节器的适应证、结构、制作方法及临床应用要点。

## ◆ 思考题

1. 功能调节器的主要作用部位是（    ）

   A. 下颌位置　　　　B. 上颌位置　　　　C. 硬腭　　　　D. 口腔前庭

   E. 上下唇

正确答案：D

答案解析：功能调节器又称Frandel矫治器，这种类型的功能矫治器虽然也改变下颌的位置，但其主要起作用的部位在牙弓之外的口腔前庭，矫治器通过颊屏和唇挡改变口周肌的动力平衡，从而影响牙弓、颌骨的发育。

2. 以下属于FR－Ⅲ型矫治器的树脂部分的是（　　）

    A. 唇挡　　　　　　　B. 唇弓　　　　　　　C. 腭弓　　　　　　　D. 𬌗支托

    E. 连接丝

正确答案：A

答案解析：功能调节器Ⅲ型（FR－Ⅲ）的结构：包括树脂部分和金属丝部分。①树脂部分包括上唇挡、颊屏；②金属丝部分包括上唇挡、连接丝、腭弓、前腭弓、下颌唇弓、支托。

3. 用于安氏Ⅲ类错𬌗畸形矫治的功能矫治器是（　　）

    A. FR－Ⅰ　　　　　B. FR－Ⅱ　　　　　C. FR－Ⅲ　　　　　D. FR－Ⅳ

    E. FR－Ⅴ

正确答案：C

答案解析：功能调节器Ⅲ型（FR－Ⅲ）矫治器的适应证：适用于乳牙期和替牙期，对功能性反𬌗伴有轻度上颌发育不足、下颌发育基本正常或轻度前突的安氏Ⅲ类错𬌗畸形病例有较好效果。

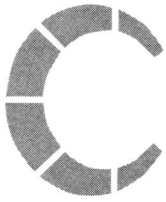

# 实训十二

## Twin – block 功能矫治器的制作

◆ **病例导入**

患者，男性，11 岁，因下颌后缩、前牙深覆盖来正畸科就诊，诊断为"安氏Ⅱ类1 分类错殆畸形"，应用功能矫治器进行矫治。因患者下颌发育不足，且处于生长发育快速期，因此，考虑应用 Twin-block 功能矫治器进行矫治。该矫治器该如何制作呢？

◆ **知识要点**

**1. Twin-block 功能矫治器的适应证**　适用于替牙期、恒牙初期安氏Ⅱ类错殆病例，尤其对安氏Ⅱ类1 分类错殆畸形疗效显著；如用于安氏Ⅱ类2 分类错殆病例，上前牙腭侧基托内加双曲舌簧。当用于安氏Ⅲ类错殆病例时，矫治器殆垫斜面正好与治疗安氏Ⅱ类错殆的殆垫斜面相反。

**2. Twin-block 功能矫治器的设计与制作**　Twin-block 功能矫治器由上下颌两副机械性活动斜面殆垫矫治器组成。

（1）上颌部分。

1）固位体。在上颌第一恒磨牙上做箭头卡环；如需要口外弓，在箭头卡环的桥部焊接圆管，以放置口外弓。在上颌前牙和后牙区也可放置邻间钩以加强固位。

2）上颌唇弓。需内收上前牙时可做常规双曲唇弓。

3）扩弓装置。在基托的中线处放置螺旋扩大器，以便于扩大上颌牙弓宽度，有利于下颌的前移，否则会形成后牙对刃。

4）上颌殆垫。覆盖上颌磨牙及第二前磨牙殆面，在上颌第二前磨牙的近中边缘开始形成向远中的导斜面，导斜面延伸至相当于上颌第一磨牙近中面处，与平面的角度一般为70°。

（2）下颌部分。

1）固位体。在下颌第一前磨牙做箭头卡环或三角形卡环，在下颌前牙之间做邻间钩以加强固位。对于伴有前牙开殆倾向的病例，建议用下颌唇弓代替下切牙的邻间钩辅助固位，以免影响下切牙萌出。

2）下颌殆垫。覆盖在下颌第一、第二前磨牙的殆面上，从第二前磨牙的远中边缘处开始向近中形成导斜面，角度为45°，殆垫向近中逐渐变薄。上下颌殆垫在第二前磨牙区形成70°导斜面，使上下颌相互锁结，引导并保持下颌于前伸位置。

（3）记录。一般情况下，下颌前伸的量应使Ⅱ类殆关系变为Ⅰ类殆关系。通常下颌需前伸5～10mm 的病例，可一次性前伸到切对切的关系。如下颌需前伸10mm 以上者，则不应勉强前伸到切对切关系，应分两次前伸下颌，即在正畸治疗第一期完成后，再做前伸咬合记录，达到切对切关系，然后做二期矫治。咬合打开的量：上下切牙应离开2mm，前磨牙区一般离开5~6mm，磨牙区远端一般离开1~2mm。

**3. 临床应用**

（1）矫治时机。最好开始于生长发育期，并在生长发育期进行治疗。初戴时应先适应1周，进食时暂不戴，适应后应24小时戴用。

（2）试戴口内矫治器。注意矫治器的固位情况，检查有无压痛及黏膜刺痛，并进行调磨。教会患者当上下颌矫治器咬合在一起时，下颌顺着导斜面前伸进行咬合。告知患者只有戴着矫治器进食，才能增强疗效。

（3）戴用矫治器4~6周后即可开始分次磨低上颌𬌗垫，以利于下后牙向上萌出，减少深覆𬌗。每次调磨𬌗垫1~2mm，磨低𬌗垫时应保持上下颌𬌗垫间45°斜面的相互锁结的咬合接触。一般2~5个月后牙弓矢状关系可得到矫正，但此时前磨牙区的咬合关系仍未完全建立，可使用上颌斜面导板，直至前磨牙区建𬌗后1年左右为止，以巩固疗效。

## ◆ 技术操作

### 一、学习要点

通过讲解，掌握 Twin – block 功能矫治器的结构及制作方法，了解其主要功能。

### 二、操作规程

（一）简易流程

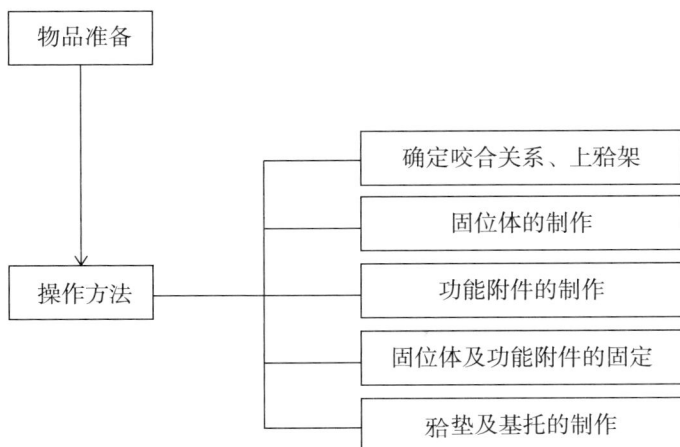

Twin – block 功能
矫治器的制作

（二）分步流程

### ▨ 物品准备

前牙深覆盖石膏模型、简易𬌗架、三德钳、梯形钳、切断钳、直径 0.8mm 的不锈钢丝、焊媒、银焊合金、焊枪、带锯、螺旋扩大器、扩弓钥匙、分离剂、毛笔、石膏调刀、橡皮碗、红蓝铅笔、酒精灯、红蜡片、蜡匙、自凝牙托粉、自凝牙托水、调杯、技工打磨机、弯头。

### ▨ 操作方法

#### 确定咬合关系，上𬌗架

◆ 首先将前牙深覆盖石膏模型用水浸透。

◆ 将简易𬌗架平放在台面上，调整、固定各部位螺丝。

◆ 将已浸水的石膏模型按照临床记录的颌位关系对好，调和石膏，将石膏模型固定于简易𬌗架上。临床获得的颌位关系应使Ⅱ类𬌗关系变为Ⅰ类𬌗关系，上下切牙应离开 2mm。

#### 固位体的制作

在上颌双侧第一恒磨牙和下颌双侧第一前磨牙上制作箭头卡环，在上颌双侧第一、第二前磨牙间及下颌前牙之间制作球形邻间钩。

#### 功能附件的制作

◆ 上颌唇弓的制作。在上颌制作双曲唇弓。

◆ 扩弓装置的定位。在上颌石膏模型腭部中心用车针制备螺旋扩大器定位孔，定位螺旋扩大器。

#### 固位体及功能附件的固定

◆ 用红蓝铅笔在石膏模型上标出基托的伸展范围，并在双侧后牙𬌗面及基托范围内均匀涂抹一层分离剂。

◆ 用蜡将弯制好的双曲唇弓固定于上前牙唇侧，将箭头卡环和球形邻间钩固定于上颌颊侧和下颌唇颊侧，安放螺旋扩大器。

| 𬌗垫及基托的制作 |

◆ 上颌𬌗垫与基托的涂塑。调自凝树脂，在稀糊期涂塑上颌基托部分，将箭头卡环、球形邻间钩、双曲唇弓的连接体和螺旋扩大器包埋于基托并将基托涂抹光滑。在面团期，将树脂放置在上颌第二前磨牙和第一磨牙𬌗面上，在未凝固前用𬌗架确定𬌗垫厚度，同时𬌗垫上也出现与下颌后牙咬合而成的解剖形态。待树脂凝固后，用红蓝铅笔在𬌗垫左右侧画出导斜面，角度约 45°。导斜面是从上颌第二前磨牙的近中边缘开始，延伸至相当于上颌第一磨牙近中面处，形成向远中的斜面。取下上颌矫治器，去除螺旋扩大器翼板，切割打磨上颌导斜面。

◆ 下颌𬌗垫与基托的涂塑。在上颌𬌗垫及导斜面涂树脂间分离剂，调自凝树脂，在稀糊期涂塑下颌基托部分，将箭头卡环、球形邻间钩包埋于基托确定咬合关系，上𬌗架。

◆ 待树脂完全硬固后，取下矫治器，在上颌矫治器上沿分裂簧纵向画出基托分割线，用带锯分割基托。基托分割完成后，用扩弓钥匙测试扩大效果。对矫治器上下颌部分分别进行常规打磨、抛光，完成制作。

◆ 链 接

Herbst 矫治器是一种固定的功能性矫治器，其原理是将下颌前移至切牙相对位置，并使下颌在此位置进行各种功能，由此刺激髁突生长而使下颌长度增加，并使上颌生长受到抑制，同时上牙列远中移动，下牙列近中移动，随颌骨和牙颌关系的改善，咀嚼肌恢复正常功能。

◆ 考点提示

Twin-block 功能矫治器的适应证、设计与制作方法及临床应用。

◆ 思 考 题

1. 戴用双𬌗垫矫治器多长时间后开始分次磨低上颌𬌗垫(     )

A. 1~2 周　　　　　B. 2~4 周　　　　　C. 4~6 周　　　　　D. 6~8 周

E. 8~10 周

正确答案：C

答案解析：戴用双𬌗矫治器4～6周后即可开始分次磨低上颌𬌗垫，以利下后牙向上萌出，减少深覆𬌗。每次调磨𬌗垫1.0～2.0mm，磨低𬌗垫时应保持上下𬌗垫间45°斜面的相互锁结的咬合接触。

2. 戴用 Twin – block 矫治器期间调磨上颌𬌗垫时，每次调磨量为(　　)

    A. 0.3～0.5mm      B. 0.5～1.0mm      C. 1.0～2.0mm      D. 2.0～3.0mm

    E. 3.0～4.0mm

正确答案：C

答案解析：戴用矫治器4～6周后即可开始分次磨低上颌𬌗垫，以利下后牙向上萌出，减少深覆𬌗。每次调磨𬌗垫1.0～2.0mm，磨低𬌗垫时应保持上下𬌗垫间45°斜面的相互锁结的咬合接触。

3. Twin – block 矫治器导斜面的位置为(　　)

    A. 上颌第一磨牙处            B. 上颌第二前磨牙处

    C. 上颌第一前磨牙处          D. 下颌第一前磨牙处

    E. 下颌第二磨牙处

正确答案：B

答案解析：上颌𬌗垫。覆盖上颌磨牙及第二前磨牙𬌗面，在上颌第二前磨牙的近中边缘开始形成向远中的导斜面，导斜面延伸至相当于上颌第一磨牙近中面处，与平面的角度一般为45°。

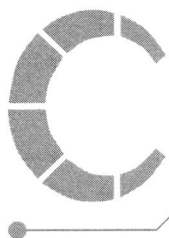

# 实训十三

## 丝圈式缺隙保持器的制作

## ◆ 病例导入

患者，女性，11 岁，右侧下颌第一乳磨牙因大面积龋坏被拔除，X 线片显示恒牙胚在位，尚未萌出，诊断为"乳牙早失"。为了使恒牙后期正常萌出，需要保持该缺牙间隙不因邻牙倾斜移动而缩小，应如何保持缺牙间隙呢？

## ◆ 知识要点

**1. 缺隙保持器的意义**　乳牙由于多种原因（如龋病、牙髓病及根尖周病变等）容易发生过早缺失。牙齿缺失后，牙齿在牙弓中将失去保持正确位置的多方力量的平衡，其与相邻牙齿的紧密接触关系将发生改变并出现牙齿错位。乳牙过早丧失将影响继承恒牙的正常萌出而造成恒牙排列不齐。儿童恒牙过早丧失也会引起邻牙移位，导致错𬌗畸形的发生。所以，一定要对缺牙间隙进行积极的保持，去除引起儿童牙齿早失的各种因素。当儿童牙齿早失后，为了防止邻牙向丧失部位倾斜和对颌牙伸长，应在牙齿早失后 6 个月内设计缺隙保持器来保持早失牙齿的近远中和垂直的间隙，保证后续继承恒牙的正常萌出。

**2. 缺隙保持器应具备的条件**
（1）能保持间隙的近远中距离，防止对颌牙过长，使继承恒牙顺利萌出。
（2）不妨碍牙齿萌出及牙槽骨高度的增长。
（3）不妨碍颌骨及牙弓的正常生长发育。
（4）恢复咀嚼及发音功能。
（5）维持正常的下颌运动和咬合关系。
（6）不引起邻牙龋坏或牙周黏膜组织疾病。
（7）制作简单，容易调整、修理，不易变形。
（8）设计制作保持器应取得患儿及家长的理解和配合。

**3. 缺隙保持器的种类**
（1）半固定式缺隙保持器包括远中导板式缺隙保持器、丝圈式缺隙保持器、充填式缺隙保持器。
（2）固定式缺隙保持器包括舌弓式缺隙保持器、Nance 弓缺隙保持器。
（3）可摘式缺隙保持器。

**4. 丝圈式缺隙保持器的适应证**
（1）单侧第一乳磨牙早失的患者。
（2）第一恒磨牙萌出后，第二乳磨牙单侧早失的患者。拆除远中导板式缺隙保持器后，也要应用此保持器。

（3）双侧乳磨牙早失，其他缺隙保持器戴用困难的患者。

（4）基牙健康、距离替牙时间短的患者。

**5. 丝圈式缺隙保持器的固位部分带环应符合的条件**

（1）带环粘固后不影响咬合。

（2）带环粘固后不影响牙周组织的健康。

（3）带环𬌗面边缘应与牙近远中牙尖顶连线平行。

（4）带环内侧面与牙面紧密接触。

## ◆ 技术操作

### 一、学习要点

通过制作丝圈式缺隙保持器，保持乳牙早失所导致的缺失部位的间隙，以使后续恒牙正常萌出。

### 二、操作规程

（一）简易流程

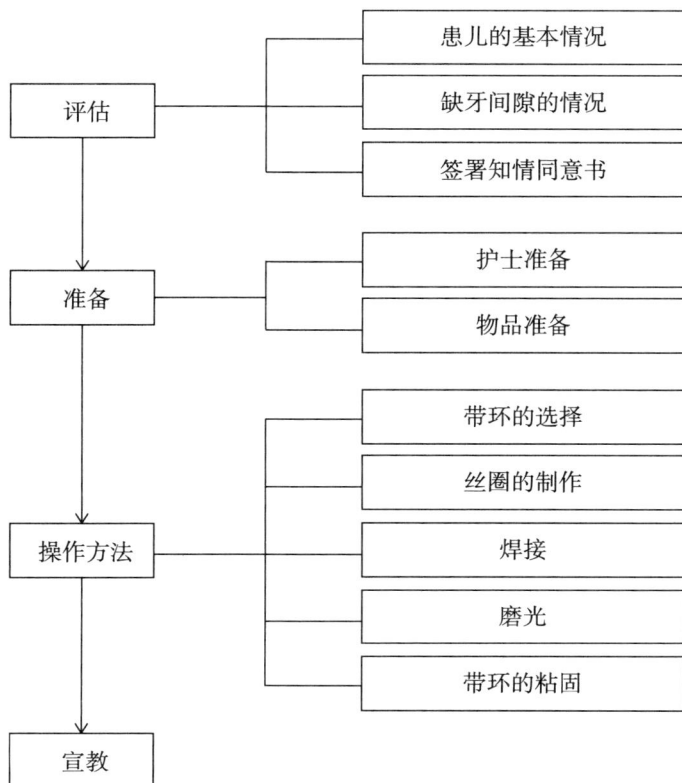

丝圈式缺隙保持器的制作

（二）分步流程

### 评估

#### 患儿的基本情况

包括性别、年龄、身体健康状况、心理状况、配合程度等。

#### 缺牙间隙的情况

包括缺失时间、缺牙间隙黏膜情况、邻牙情况等。

#### 签署知情同意书

请患儿家长签署知情同意书。

### 准备

#### 护士准备

环境准备及患儿卧位准备同一般儿童口腔诊疗护理操作。

#### 物品准备

治疗盘、玻璃离子水门汀、调拌刀、玻璃板、乙醇棉球、制作丝圈式缺隙保持器的相关材料（带环、直径0.9mm的不锈钢丝、焊枪、焊金、焊媒、卡环钳、切断钳、带环钳等）。

### 操作方法

#### 带环的选择

◆ 选择与第二乳磨牙冠周径长相适应型号的光面带环，将其置于基牙上。

◆ 剪除𬌗龈向过长的边缘，并使其与基牙相应部位密合，将带环边缘打磨光滑。

#### 丝圈的制作

◆ 修整模型，试戴带环。

◆ 取一段直径0.9mm的不锈钢丝，在基牙的近中将钢丝弯成135°。

◆ 当近中到达缺隙近中的基牙时，在钢丝上用记号笔标出缺隙的距离。

◆ 将不锈钢丝向上弯成40°，夹住角的一端，将钢丝弯向缺隙的另一侧，宽度比近中基牙的邻面颊舌径略宽一点。

◆ 将不锈钢丝弯向远中。

◆ 在钢丝的近中，以90°向前弯成一弧形，并在钢丝上标出间隙距离。

◆ 将钢丝向上弯135°，在焊接点向远中弯成水平。

### ▍焊接▍

◆ 将弯制好的钢丝，按要求用石膏将游离端固定，保持焊接部位的清洁，在焊接部均匀涂上焊媒。

◆ 焊接部分应达到第二乳磨牙牙冠的远中1/3处，高度为临床牙冠的1/2。

◆ 使用焊枪的外焰充分加热焊接部及焊金，使焊金充分流向带环与钢丝之间，用焊金将钢丝完全包裹住。

### ▍磨光▍

将焊好的丝圈保持器在保持不变形的情况下从模型上取下，打磨去除多余的焊金，最后打磨光滑。

### ▍带环的粘固▍

◆ 隔离唾液，乙醇棉球消毒牙面并吹干。

◆ 调和适量粘接剂并将其置于带环龈端内侧面。

◆ 戴入后，用带环推压器加压使之完全就位。

◆ 待干，去除多余的粘接剂。

### ▍宣教

宣教以下注意事项。

◆ 因丝圈的强度不足以抵抗咬合力，嘱患者戴缺隙保持器期间禁咬硬物。

◆ 不适随诊。

## 三、注意事项

（1）丝圈的宽度应足以允许恒牙萌出，不能使丝圈成为阻挡恒牙萌出的障碍。

（2）丝圈应与软组织面保持0.5mm的距离，以免压迫软组织而形成溃疡。制作模型时可铺垫纱布或蜡片。

（3）焊接时，焊媒量不宜过少，以防止焊接部位过分氧化。

（4）分牙时，若使用分牙圈，建议使用明亮、鲜艳的颜色以便于观察，防止分牙圈掉入邻间隙而影响牙周健康。

（5）带环就位时，充分运用患者咀嚼肌力使带环就位，比使用外力更加重要和安全。

（6）安置带环的过程中，应该用另一只手的拇指对操作部位进行保护，防止带环推压器及带环滑脱，造成口腔组织损伤。

（7）必须将焊接面表面的氧化物、油脂、污物等清洁干净，焊接面必须密切结合，否则易在焊接面形成氧化膜而导致焊接失败。

◈ **链　接**

------•••　**分牙的方法**　•••------

（1）铜丝。将其在牙齿接触点周围拧紧，一般放置 5～7 天，处置中应适当掌握旋转的力量，防止铜丝过紧造成患者的痛苦，而过松又不能分离牙齿。

（2）分牙簧。在接触点上下方产生剪切力，通过 1 周左右可产生带环就位的充足间隙。分牙时，将挂钩挂于邻间隙的舌侧，用持针器紧贴弹力圈，使弹簧张开，将无钩臂从颊侧插入间隙的牙齿接触点下方即可。

（3）分牙圈。围绕在牙齿接触点周围并挤压，几天后分开牙齿，一般不超过 2 周。但对过紧的牙齿而言，橡皮圈不易放入。

◈ **考点提示**

缺隙保持器的意义、种类及其应具备的条件，丝圈式缺隙保持器的适应证，丝圈式缺隙保持器的固位部分带环应符合的条件，丝圈式缺隙保持器的制作过程及注意事项。

◈ **思 考 题**

1. 关于丝圈式缺隙保持器的丝圈位置，说法正确的是（　　　）

   A. 与牙槽嵴黏膜接触　　　　　　　　B. 离开牙槽嵴 0.5～1mm

   C. 离开牙槽嵴 1～2mm　　　　　　　D. 位于牙齿邻面外形突点处

   E. 离开牙槽嵴黏膜 3～4mm

正确答案：C

答案解析：丝圈式缺隙保持器适用于个别后牙早失，注意丝圈应离开牙槽嵴 1~2mm，不妨碍牙槽嵴正常发育，并与邻牙有良好的接触关系以保持缺隙的宽度。

2. 属于半固定式缺隙保持器的是（  ）

    A. 丝圈式间隙保持器             B. 舌弓式缺隙保持器

    C. Nance 弓缺隙保持器         D. 活动义齿式缺隙保持器

    E. 可摘式缺隙保持器

正确答案：A

答案解析：缺隙保持器的种类：①半固定式缺隙保持器包括远中导板缺隙保持器、丝圈式缺隙保持器、充填式缺隙保持器；②固定缺隙保持器包括舌弓式缺隙保持器、Nance 弓缺隙保持器；③可摘式缺隙保持器。

3. 以下适合做丝圈式缺隙保持器的情况是（  ）

    A. 下颌乳尖牙早失             B. 单侧第一乳磨牙早失

    C. 多数乳磨牙早失             D. 磨牙已向近中移位，缺隙已缩小

    E. 双侧乳磨牙缺失

正确答案：B

答案解析：丝圈式缺隙保持器的适应证：①单侧第一乳磨牙早失；②第一恒磨牙萌出后，第二乳磨牙单侧早失的病例。拆除远中导板式缺隙保持器后，也要应用此保持器；③双侧乳磨牙早失，用其他缺隙保持器戴用困难的病例；④基牙健康、距离替牙时间短的情况。

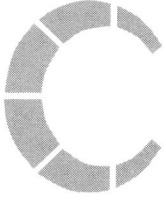

# 实训十四

## 直丝弓矫治器的托槽粘接法

◆ **病例导入** ◆

患者，女性，25 岁，因牙齿不齐来正畸科就诊，诊断为"牙列拥挤"，行全口固定矫治。固定矫治器的种类很多，目前临床上最常用的是直丝弓矫治器。直丝弓矫治器的组成部分包括哪些？

◆ **知识要点** ◆

直丝弓矫治器又称预置矫治器。它源于方丝弓矫治器，将方丝弓矫治器的 3 个序列弯曲融入托槽及颊面管中。矫治过程中，一根有基本弓形的平直方弓丝插进托槽及颊面管中，就可以完成牙齿在三维空间上的移动，所以称为直丝弓矫治器。与方丝弓矫治器相同，直丝弓矫治器的组成部分包括矫治弓丝、托槽、带环、磨牙颊面管和其他一些附件。

直丝弓矫治器和标准方丝弓矫治技术的最大区别就是消除了后者的 3 个序列弯曲。

（1）消除第一序列弯曲。直丝弓矫治器通过调节托槽底板的厚度，使牙齿在牙弓中保持正确的唇（颊）舌向位置。

（2）消除第二序列弯曲。直丝弓矫治器的托槽根据不同牙齿的位置，在槽沟上加入了不同的近远中倾斜角度。

（3）消除第三序列弯曲。直丝弓矫治器参照正常𬌗的 6 项标准在不同牙齿的托槽上均加入了唇（颊）舌向转矩角。

在直丝弓矫治技术中，托槽的准确定位与粘接至关重要。创立直丝弓矫治技术的 Andrews 认为正常牙列中各牙齿的临床冠中心位于同一平面上，提倡在直丝弓矫治技术中，一般应将托槽槽沟的中心点粘接在牙齿的临床冠中心。正确的托槽位置才能充分展现直丝弓矫治技术的优点，带来良好的矫治效果。

固定矫治器的托槽大多是通过粘接剂直接粘接在牙齿上的，托槽的背面具有金属网格，便于粘接剂的嵌入和与牙面牢固地黏着。目前正畸临床上使用的粘接剂种类很多，按其固化机制分为两类：一类是自然常温固化剂，另一类是光敏固化剂。两类粘接剂的主要成分均为环氧丙烯酸酯类。所有粘接剂需满足：常温下能快速固化，具有足够的粘接强度，对口腔软硬组织无损害。

◆ **技术操作** ◆

## 一、学习要点

直丝弓矫治器是目前临床最常用的固定矫治器，应掌握直丝弓托槽在牙面上的正确定位和口内粘接方法。

## 二、操作规程

（一）简易流程

```
评估
 ↓
准备
 ↓
操作方法 ──┬── 粘接前准备
          ├── 粘接
          └── 粘接后处理
```

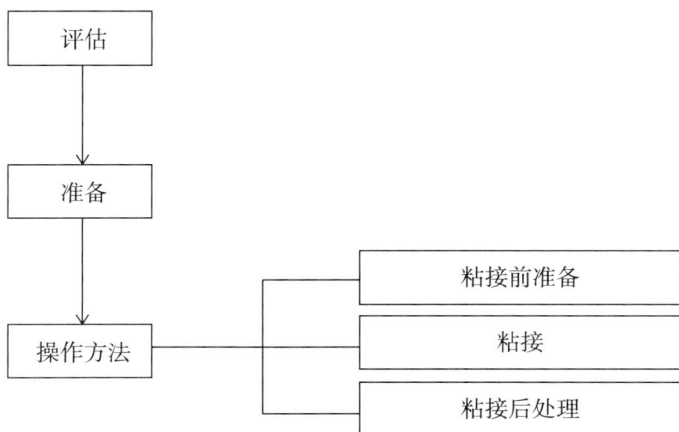

**直丝弓托槽的直接粘接**

（二）分步流程

### ▨ 评估

◆ 患者的基本情况，包括诊断、性别、年龄、过敏史等。

◆ 患者的错𬌗畸形状况、拔牙创口的愈合状况。

◆ 核对本次粘接所用的托槽种类与品牌。

◆ 请患者或其家属签署知情同意书并缴费。

### ▨ 准备

◆ 护士准备。打开治疗盘，为患者系胸巾，安放一次性三用枪头和吸唾管，安放口杯，接水，指导漱口，调整椅位，调节光源，为患者佩戴护目镜，为患者口角涂凡士林。

◆ 物品准备。治疗盘、漱口杯、手套、一次性吸唾管、一次性三用枪头、75%的乙醇棉球、无菌棉球、护目镜、低速手机、橡皮轮、抛光膏、酸蚀剂、石膏模型、铅笔、侧方拉钩和开口器、直丝托槽、颊面管镊子和托槽镊子、釉质粘接剂、调拌刀和调拌板。

### ▨ 操作方法

▌ 粘接前准备 ▌

◆ 与患者沟通解释，协助其取安全舒适卧位。

◆ 与护士核对托槽、牙位、粘接顺序和粘接剂。

◆ 托槽定位，在模型上确定临床冠中心。先画出临床冠长轴线（牙龈中点到牙尖的连线），长轴线中点为临床冠中心，通过临床冠中心做长轴线的垂线以便辅助参考定位。将曲面断层片和石膏模型放置于操作中方便观看的位置，以便粘接时参考。

## 粘接

◆ 牙面清洁。使用低速手机、橡皮轮和无氟抛光膏清洁牙齿表面，然后以75%的乙醇棉球反复擦拭需粘接托槽的牙面，吹干。

◆ 牙面酸处理。

1）涂布酸蚀剂。使用一次性注射头将酸蚀凝胶涂布于需粘接托槽的牙面，涂布范围尽量控制在临床冠中心附近，略大于托槽底板即可。

2）酸蚀时间。30%磷酸凝胶的酸蚀时间为30秒；15%磷酸凝胶的酸蚀时间为60秒；对氟斑牙可略延长酸蚀时间，但也不应超过上述时间的2倍。

3）冲洗。使用气枪水雾彻底冲净牙面，冲洗时间为20秒以上。使用一次性吸唾管将冲洗后口腔内残留的液体吸出。

4）干燥。使用气枪吹干牙面，吹干后牙面酸蚀部位呈现白垩色。

5）如牙齿表面被污染（如被唾液等污染），必须再次酸蚀，但酸蚀时间不应超过10秒。

◆ 隔湿。使用无菌棉球或棉卷进行隔湿。

◆ 托槽粘接。参照所使用的粘接剂说明书进行操作。通常的做法是涂布底液后用气枪轻柔吹成一薄层，由护士调拌适量粘接剂并置于托槽底板背面，参考曲面断层片和石膏模型，将托槽粘接在牙面的准确位置上。确定位置后稍加压，用探针去除多余的粘接剂，等待粘接剂固化或使用光固化灯进行光敏材料的固化。

## 粘接后处理

◆ 结扎弓丝。

◆ 整理物品，进行垃圾分类处理。

◆ 洗手，记录病历。

◆ 向患者宣教注以下意事项。①初戴矫治器及加力后一般会稍有不适，无须服药；②注意口腔卫生，进食后需刷净牙面及托槽周边的食物残渣；③勿食过硬、过黏的食物，防止损坏矫治器；④矫治器如有丢失、损坏、脱落，请及时就诊。

## 三、注意事项

（1）牙面酸处理时勿使酸蚀剂直接接触牙龈、口腔黏膜等软组织。

（2）稳定夹持托槽，严防粘接过程中托槽从镊子上掉落，避免患者将托槽误吸入气管或食管。

（3）根据石膏模型和曲面断层片确定托槽粘接位置，只有准确的粘接位置才能展现良好的治疗效果。

◈ **链　接**

> **1. 托槽的去除**　用去托槽专用钳或霍氏钳分别压住托槽的近远中并稍加压，即可去除托槽。用细砂轮去净剩余的粘接剂，此时要十分注意勿损害釉质。
>
> **2. 带环的粘接**　常用玻璃离子粘固粉或磷酸锌粘固粉进行粘接。隔湿后使用乙醇棉球擦拭需要粘固的牙面，吹干，调和适量粘接剂并置于带环龈端内侧面，戴入后使用带环推压器加压使之完全就位，待干，去除多余的粘接剂。
>
> **3. 带环的去除**　将去带环钳的一端（尖锐端）置于带环的龈端，另一端（圆钝端）置于磨牙𬌗面，稍加压即可去除带环，随后需去净剩余的粘接剂。

◈ **考点提示**

直丝弓矫治器的含义，直丝弓矫治器是怎样消除方丝弓矫治器上的 3 个序列弯曲的，直丝弓矫治器托槽的粘接操作方法。

◈ **思 考 题**

1. 在上颌中切牙上粘接托槽时，其高度为（　　　）

　　A. 3.5mm　　　　　B. 4.0mm　　　　　C. 4.5mm　　　　　D. 5.0mm

　　E. 5.5mm

正确答案：C

答案解析：上颌的中切牙、第一前磨牙、第二前磨牙、下颌的第一前磨牙、第二前磨牙粘托槽时，其高度一般为 4.5mm；上下颌的尖牙粘托槽时，其高度一般为 5.0mm；上颌的侧切牙、下颌的中切牙、侧切牙粘托槽时，其高度一般为 4.0mm。

2. 关于初戴直丝弓矫治器的注意事项，表述不正确的是（　　　）

A. 初戴矫治器及加力后一般会稍有不适，可通过服药克服

B. 注意口腔卫生，进食后需刷净牙面及托槽周边的食物残渣

C. 勿食过硬、过黏的食物，防止损坏矫治器

D. 矫治器如有丢失、损坏、脱落，及时就诊

E. 不要做啃食的动作，如吃水果，可先切小块再吃，以免损坏托槽、弓丝

正确答案：A

答案解析：戴矫治器初期牙齿咀嚼时可能会有酸痛无力的不适感，因托槽摩擦刺激引起口腔黏膜疼痛溃疡，随着戴用时间的延长，上述症状会逐步减轻，若无改善或加重，可预约复诊。

3. 直丝弓矫治器托槽上的永久标志点位于(　　　)

A. 远中殆方　　　　B. 远中龈方　　　　C. 近中殆方　　　　D. 近中龈方

E. 位置不定

正确答案：B

答案解析：直丝弓矫治器托槽上的永久标志点位于远中龈方。

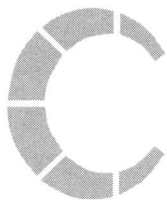

# 实训十五

## 螺旋扩弓器的制作

◈ **病例导入**

患者，女性，9 岁，因上牙前突、下巴发育差到正畸科就诊，诊断为"上颌前突，下颌后缩，上牙弓狭窄"。询问病史，患者因长期过敏性鼻炎而形成口呼吸习惯。口呼吸时舌体位置下降，造成颊、舌肌力不平衡，上颌牙弓因没有舌体支持而出现牙弓狭窄、腭盖高拱、下颌后缩的临床表现。为了获得更好的矫治效果，该患者首先需行上颌横向扩弓矫治以改善上牙弓狭窄情况。正畸临床扩弓矫治器的类型有哪些？其适应证包括哪些？

◈ **知识要点**

1860 年，Angle 第一次提出上颌快速扩弓技术并将其应用于临床。从此，上颌快速扩弓技术的应用日益广泛，成为解决上牙弓狭窄、上颌横向发育不足、上颌轻度牙列拥挤、后牙反𬌗等错𬌗畸形的有效矫治方法。

**1. 扩弓矫治的适应证和禁忌证**

（1）扩弓矫治的适应证主要包括上颌牙弓狭窄、后牙反𬌗、上颌轻中度拥挤、后牙特别是前磨牙舌倾、颊间隙过大。上颌扩弓可使尖牙区、前磨牙区及后牙区牙弓宽度增加，同时增加牙弓周长，提供可用间隙，帮助解除后牙反𬌗，降低腭盖高度。扩弓器可以用于上下颌牙弓的扩展。下颌快速扩弓的适应证为某些下颌磨牙过度舌倾导致牙弓狭窄的患者。

（2）扩弓的禁忌证主要包括上颌牙弓重度狭窄伴牙周萎缩严重、后牙颊侧骨板较薄、上颌重度拥挤。

**2. 扩弓矫治的时机**　上颌快速扩弓的扩张力是一种矫形力，在此矫形力的作用下，产生少量的支抗牙移动和牙槽突倾斜，更多的力传到腭中缝。当扩弓力在腭部蓄积到一定程度时，腭中缝被打开。快速扩弓较好的时机是 8 ~ 14 岁，因为此时颌面部生长发育处于高峰，腭中缝骨性融合尚未完成，在这个年龄段内，年龄越小，快速扩弓的效果越好。随着种植支抗技术的运用，近年来对上颌扩弓的适应年龄有放宽的趋势。虽然上颌扩弓矫治不仅限于青春迸发期患者，但处于此期的患者年龄越小，快速扩弓的效果越好，因此，临床上要注意把握年龄优势，争取最佳扩弓时机。

**3. 不同的扩弓方式**　临床上常用的扩弓装置大体可分为可摘式、固定式和手术类扩弓装置。根据支持方式不同，也可分为牙支持式、骨支持式和混合支持式扩弓装置。不同类型的扩弓装置各有其优缺点，对扩弓效果有一定的影响。常见的可摘式基托扩弓器按类型分，大致有基托式簧曲扩弓器和基托式螺旋扩弓器等。

**4. 螺旋扩弓簧的位置**　螺旋扩弓簧通常置于双侧前磨牙连线与腭中缝的交叉点上

（分裂处位于腭中缝的位置）。以往研究表明，螺旋扩弓簧放在距上颌第一磨牙𬌗平面10mm以上位置（即上颌磨牙阻抗中心以上），尽可能地靠近腭黏膜时，扩弓力使牙做整体移动，重力不会因磨牙颊倾而丢失，可以有效地打开腭中缝，又能尽可能避免牙齿倾斜移动。

**5. 螺旋扩弓器的组成**

（1）双曲唇弓。双曲唇弓的作用是在牙弓侧方扩大过程中利用其轻度形变来压迫上颌前牙做腭侧移动，同时排齐前牙。在其发挥作用的过程中，常须调整前牙腭侧基托边缘，以利于牙齿排齐及腭向移动。可根据病例情况选择是否将其加入扩弓矫治器中。

（2）邻间钩、箭头卡环。这两部分起固位作用。

（3）螺旋扩弓簧。加力装置，根据临床医师的设计要求，决定扩弓器的不同放置位置（横向或矢状向扩弓）。

（4）基托。基托起连接作用。基托的抛物线最后缘应位于最后一颗固位牙的远中，在扩弓器中部位置形成分裂基托，可将基托做得足够大，以最大限度地提供支抗作用，防止其脱落或破损。基托后缘应止于硬软腭交界处稍前方。

**6. 螺旋扩弓器的加力方式**

（1）快速扩弓。每日用钥匙转动螺旋器，每次转 1/4 圈（90°），扩大距离约为0.2mm，一天2次，早晚各1次，短期（2~3周）内使腭中缝打开。

（2）慢速扩弓。每周仅将螺旋器打开1mm，或2天旋转1次，每次旋转1/4圈（90°），在10~12周内逐渐使腭中缝打开。

## ◈ 技术操作

### 一、学习要点

熟悉螺旋扩弓矫治器的基本结构和功能，掌握螺旋扩弓矫治器的制作过程。

## 二、操作规程

（一）简易流程

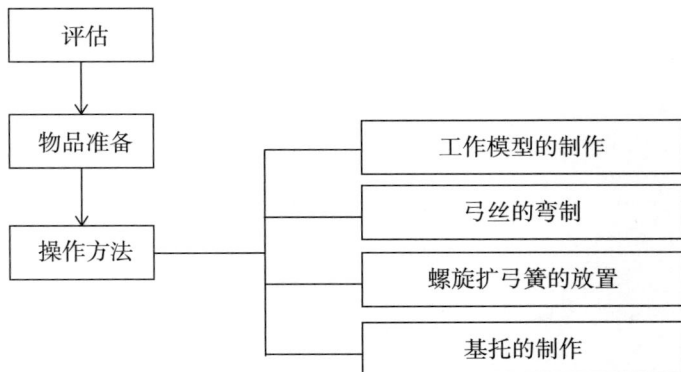

（二）分步流程

### ◤ 评估

◆ 患者的基本情况，包括诊断、性别、年龄、身体健康状况、心理状况、过敏史等。

◆ 患者的错𬌗畸形状况。

◆ 确认患者的情况符合螺旋扩弓器矫治的适应证。

### ◤ 物品准备

石膏模型、直径 0.8mm 的不锈钢丝、螺旋扩弓簧、记号笔、毛刷、分离剂、化学固化型树脂（自凝牙托粉、自凝牙托水）、红蜡片、火柴或打火机、尖头钳、梯形钳、日月钳、卡断钳、蜡刀、微型电动打磨机、切割用沙片或线锯、打磨器具一套。

### ◤ 操作方法

#### ▌工作模型的制作▐

◆ 制取患者工作模型。

◆ 描绘设计线。用铅笔在模型上标记出腭中缝的位置、基托延伸的位置、螺旋扩弓簧放置位置的设计线。

#### ▌弓丝的弯制▐

在上颌模型上弯制双曲唇弓、邻间钩、箭头卡环。

◆ 双曲唇弓的弯制。具体方法参见"实训五"。

◆ 邻间钩的弯制。在双侧上颌第一、第二前磨牙之间弯制邻间钩，具体方法参见"实训四"。

◆ 箭头卡环的弯制。于第一恒磨牙上弯制箭头卡环，具体方法参见"实训四"。

### 螺旋扩弓簧的放置

沿着腭盖部调整螺旋扩弓簧，保护固定标识板位置，用蜡将螺旋扩弓簧固定于模型上。螺旋扩弓簧通常置于双侧前磨牙连线与腭中缝的交叉点上；螺旋扩弓簧应尽量放置在距上颌第一磨牙牙合平面10mm以上位置，尽可能地靠近腭黏膜，不能出现左右高低偏差。需注意螺旋扩弓簧的旋转方向，将标示箭头指向后方（远中）。扩弓器双侧的金属不能接触到腭侧的黏膜，双侧应离开0.5mm。

### 基托的制作

◆ 固定卡环。用蜡将弯制好的双曲唇弓、邻间钩、箭头卡环妥善固定在上颌模型的相应位置。

◆ 围蜡。将基托远中用蜡条围出铺胶的相应范围。

◆ 将模型浸入冷水中15分钟，让模型充分湿水。

◆ 涂布分离剂。

◆ 撒粉滴液法铺制基托。取适量自凝牙托粉，以撒粉形式铺制基托。逐层撒粉并用滴液管滴入自凝牙托水，将粉完全浸润，直至将扩弓器和卡环均包埋于基托内。铺塑完成后，放入气压锅内，加压至2.0kPa聚合15~20分钟，待树脂完全硬固后取出。

◆ 将螺旋扩弓矫治器从石膏模型上取下，在螺旋扩弓簧（腭中缝）位置用沙片或线锯分开左右侧基托，形成分裂基托，并进行打磨、抛光。

## 三、注意事项

（1）放置螺旋扩弓簧时需注意将螺旋扩弓簧上的标示箭头指向远中，以便钥匙从上腭前部方向插入并向远中旋转加力。

（2）螺旋扩弓簧放置时应尽量靠近腭黏膜，保证左右高低不出现偏差，使扩弓力量更多地传导至上腭部，而减少磨牙颊向倾斜移动量。

（3）撒粉滴液法铺制基托时，需在涂分离剂前将模型放置于水中浸泡15分钟，待模型充分湿水，使石膏内微孔处于饱和状态后，再进行基托的铺制。

◆ **链　接**

> **1. 固定式扩弓矫治器**　将螺旋扩弓簧通过长臂与两侧第一前磨牙和第一磨牙焊接为一体或铸造成为整体，粘接固定在前磨牙和磨牙上，以利于力量传递到牙槽骨和牙齿上。通过转动螺旋扩弓簧调节孔加力，使矫治力传递至腭中缝。
>
> **2. 手术类扩弓装置**　将扩弓器与磨牙形成支架连接，再于上腭部植入种植支抗进行扩弓。对于没有生长潜力的患者需配合外科手术辅助扩弓。

◆ **考点提示**

螺旋扩弓器的适应证和禁忌证，螺旋扩弓器的组成及加力方式，螺旋扩弓器的制作过程。

◆ **思考题**

1. 以下关于螺旋扩弓器快速扩弓的说法，正确的是（　　）

   A. 每次旋转 1/4 圈，每日加力 2 次     B. 每次旋转 1/2 圈，每日加力 2 次

   C. 每次旋转 1/4 圈，每 2 日加力 1 次    D. 每次旋转 1/2 圈，每 2 日加力 1 次

   E. 每次旋转 1/3 圈，每 2 日加力 1 次

正确答案：A

答案解析：螺旋扩弓器的加力方式：①快速扩弓。每日用钥匙转动螺旋器，每次转 1/4 圈（90°），扩大距离约为 0.2mm，一日 2 次，早晚各 1 次，短期（2～3 周）内使腭中缝打开；②慢速扩弓。每周仅将螺旋器打开 1mm，或 2 天旋转 1 次，每次旋转 1/4 圈（90°），在 10～12 周内逐渐使腭中缝打开。

2. 用于打开上颌腭中缝时，螺旋扩弓器通常放置的位置是（　　）

   A. 螺旋扩弓簧放在距上颌第二磨牙殆平面 10mm 以下位置

   B. 螺旋扩弓簧放在距上颌第二磨牙殆平面 10mm 以上位置

   C. 螺旋扩弓簧放在距上颌第一磨牙殆平面 10mm 以下位置

   D. 螺旋扩弓簧放在距上颌第一磨牙殆平面 10mm 以上位置

   E. 螺旋扩弓簧放在距上颌第一前磨牙殆平面 10mm 以上位置

正确答案：D

答案解析：螺旋扩弓簧应尽量放置在距上颌第一磨牙殆平面 10mm 以上位置，尽可能地

靠近腭黏膜，不能出现左右高低偏差。

3. 以下属于扩弓矫治的适应证的是(　　)

    A. 上颌牙弓狭窄的患者        B. 反𬌗患者

    C. 开𬌗患者                D. 后牙颊侧骨板较薄的患者

    E. 深覆𬌗

正确答案：A

答案解析：扩弓矫治的适应证主要包括上颌牙弓狭窄、后牙反𬌗、上颌轻中度拥挤、后牙特别是前磨牙舌倾、颊间隙过大。上颌扩弓可使尖牙区、前磨牙区及后牙区牙弓宽度增加，同时增加牙弓周长，提供可用间隙，帮助解除后牙反𬌗，降低腭盖高度。扩弓器可以运用于上下颌牙弓的扩展。下颌快速扩弓的适应证为一些下颌磨牙过度舌倾导致牙弓狭窄的患者。

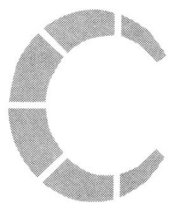

# 实训十六

## Hawley 保持器的制作

### ◆ 病例导入

患者，女性，18岁，因牙齿不齐来正畸科就诊，诊断为"牙列拥挤"，行固定矫治器矫治。目前该患者的牙齿排列整齐，咬合良好，主动矫治结束，进入保持阶段，采用 Hawley 保持器进行矫治。

### ◆ 知识要点

Hawley 保持器是目前最常用、历史最悠久的活动保持器。它由双曲唇弓、一对磨牙卡环及树脂基托组成。这种保持器可以使牙小量移动，或通过调节唇弓关闭前牙少量间隙；也可在唇弓上焊接附件，进行个别牙的压入、伸长或近远中向移动；还可在保持器上颌切牙的舌侧基托设计平面导板，使下颌切牙轻微与平面导板接触，保持前牙深覆𬌗的矫治效果。

### ◆ 技术操作

#### 一、学习要点

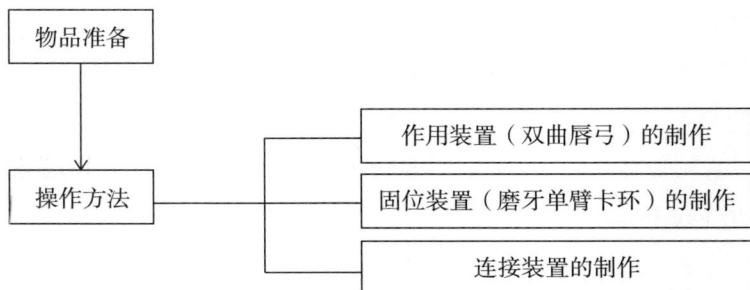

掌握 Hawley 保持器的结构及制作方法，了解其主要功能。

#### 二、操作规程

（一）简易流程

```
物品准备
   │
   │          ┌─── 作用装置（双曲唇弓）的制作
   ↓          │
操作方法 ──────┼─── 固位装置（磨牙单臂卡环）的制作
              │
              └─── 连接装置的制作
```

Hawley 保持器的制作

（二）分步流程

▧ **物品准备**

矫治后石膏模型、尖头钳、梯形钳、切断钳、直径 0.8 和 0.9mm 的不锈钢丝、分离剂、红蓝铅笔、调杯、自凝牙托粉、自凝牙托水、酒精灯、红蜡片、蜡匙。

## ▨ 操作方法

### ▌ 作用装置（双曲唇弓）的制作 ▌

◆ 常用直径为 0.8 和 0.9mm 的不锈钢丝。取一段不锈钢丝，弯制双曲唇弓水平部分，使其与切牙接触呈弧形，弓丝位于前牙切 1/3 与中 1/3 交界处。

◆ 在两侧尖牙近中 1/3 处，将钢丝向牙龈方向弯成两个 U 形曲，曲的宽度是尖牙近远中宽度的 1/2 ~ 2/3，高度应距尖牙龈缘 3 ~ 4mm 并离开组织面 1.0 ~ 1.5mm，两侧 U 形曲平行、对称，不应形成锐角。

◆ 钢丝经尖牙与第一前磨牙的颊外展隙、外展隙到腭部形成连接体，与黏膜有 0.5mm 间隙。

### ▌ 固位装置（磨牙单臂卡环）的制作 ▌

◆ 用雕刻刀在模型基牙上修整颊侧颈缘线。

◆ 常用直径为 0.9mm 的不锈钢丝。将钢丝从牙齿颊侧弯成合适的弧度，形成与牙颈部贴合的卡环臂。

◆ 最后将钢丝在邻间隙处弯向颊外展隙，沿𬌗外展隙、舌外展隙到舌侧组织，形成距离组织约 0.5mm 的连接体。

### ▌ 连接装置的制作 ▌

◆ 固定。用蜡固定弯制好的唇弓及卡环。

◆ 涂抹分离剂。用红蓝铅笔在石膏模型上标出基托的伸展范围，并在基托范围内均匀涂抹一层分离剂。

◆ 基托的制作。基托由自凝树脂制成，厚度约为 2mm，下颌前牙舌侧的基托要稍厚些，以防折断，基托下缘和后缘周边要圆滑。

◆ 打磨、抛光。待树脂完全硬固后，取下矫治器并打磨、抛光，制作完成。

## ◆ 链 接

**1. 改良式 Hawley 保持器 I 型** 由双曲唇弓、一对磨牙箭头卡环及树脂基托组成，将唇弓焊接于箭头卡环的颊侧桥体上，有利于间隙的关闭和保持，可用于拔牙病例。

**2. 改良式 Hawley 保持器 Ⅱ 型**　由上下基托及一个包埋于牙弓两侧最后磨牙远中面基托内的双曲唇弓组成，可关闭牙弓内的少量间隙，且无越过咬合面的部分，不会影响咬合。

**3. 改良式 Hawley 保持器 Ⅲ 型**　唇弓通过侧切牙与尖牙之间，并设计尖牙卡环以控制尖牙位置，适用于初诊时尖牙唇侧错位的患者。

### ◈ 考点提示

Hawley 保持器的结构及制作方法。

### ◈ 思 考 题

1. 由双曲唇弓、一对磨牙箭头卡环及树脂基托组成的保持器是（　　）

　　A. 标准 Hawley 保持器　　　　　　　B. 改良式 Hawley 保持器 Ⅰ 型

　　C. 改良式 Hawley 保持器 Ⅱ 型　　　 D. 改良式 Hawley 保持器 Ⅲ 型

　　E. 改良式 Hawley 保持器 Ⅴ 型

正确答案：B

答案解析：改良式 Hawley 保持器 Ⅰ 型由双曲唇弓、一对磨牙箭头卡环及树脂基托组成，将唇弓焊接于箭头卡环的颊侧桥体上，有利于间隙的关闭和保持，可用于拔牙病例。

2. 标准 Hawley 保持器中，双曲唇弓的水平部的位置是（　　）

　　A. 前牙唇面的切 1/3　　　　　　　　B. 前牙唇面的中 1/3

　　C. 前牙唇面的颈 1/3　　　　　　　　D. 前牙唇面牙龈上

　　E. 前牙舌面的切 1/3

正确答案：B

答案解析：常用直径 0.8mm 和 0.9mm 的不锈钢丝。取一段不锈钢丝，弯制双曲唇弓水平部分，使其与切牙接触呈弧形，弓丝位于前牙唇面中 1/3 处。

3. 历史最悠久的活动保持器是（　　）

　　A. 额兜　　　　　　　　　　　　　　B. 负压压膜保持器

　　C. 牙齿正位器　　　　　　　　　　　D. 标准 Hawley 保持器

　　E. 透明保持器

正确答案：D

答案解析：Hawley 保持器是目前最常用、历史最悠久的活动保持器。它由双曲唇弓、一对磨牙卡环及树脂基托组成。

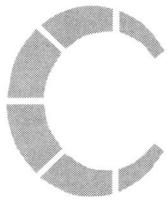

# 实训十七

## 负压压膜保持器的制作

◆ **病例导入**

患者，女性，22 岁，因牙齿不齐来正畸科就诊，诊断为"牙列拥挤"，行固定矫治器矫治。目前该患者的牙齿排列整齐，咬合关系良好，主动矫治结束，进入保持阶段，采用负压压膜保持器进行矫治。

◆ **知识要点**

**1. 保持的原因**

（1）牙周膜纤维张力尚未恢复平衡。

（2）由于唇肌、颊肌及舌肌等软组织的影响，肌肉动力平衡尚未建立。

（3）口腔组织由于生长发育而发生持续性变化，会导致牙齿的变化。

（4）𬌗关系的平衡尚未建立。

（5）口腔不良习惯未去除。

（6）第三磨牙的萌出。

**2. 保持器应具备的条件**

（1）尽可能不妨碍各颗牙齿的正常生理活动。

（2）对处于生长期的牙列，不能影响牙颌的正常生长发育。

（3）不妨碍咀嚼、发声等口腔功能，不影响美观。

（4）便于清洁，不易引起牙齿龋齿或牙周组织的炎症。

（5）结构简单，容易调整，摘戴方便，不易损坏。

**3. 负压压膜保持器的制作方法**

（1）将石膏模型进行修整，使其符合要求。

（2）将石膏模型在负压压膜机上就位。

（3）将膜片进行就位、固定。

（4）对膜片进行加热处理，然后在合适时机进行抽真空处理，使膜片成形。

（5）取下膜片，对其进行修整。

◆ **技术操作**

**一、学习要点**

掌握负压压膜保持器的制作方法。

## 二、操作规程

（一）简易流程

```
物品准备
   │
   ↓
操作方法 ──┬── 模型准备
          ├── 热压膜的成形
          └── 压膜保持器的修整
```

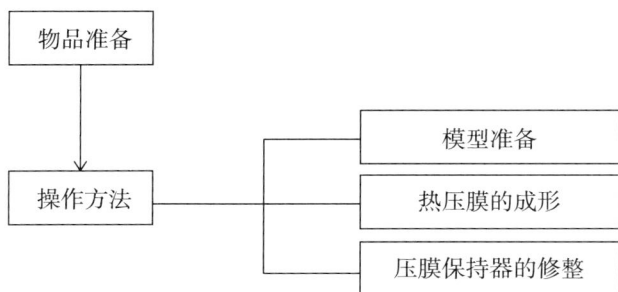

负压压膜保持器的制作

（二）分步流程

◤ **物品准备**

负压压膜机、石膏模型修整机、石膏模型、厚约 1.0mm 的透明膜片、剪刀、蜡刀、尺子。

◤ **操作方法**

### 模型准备

◆ 印模的制取和石膏模型的灌制。

1）选择大小合适的托盘。

2）制取上下颌的印模。

3）及时灌注石膏模型。

◆ 石膏模型的修整。

1）保持器的形状为 U 形，模型必须修整到膜片可以覆盖全牙列及模型的软组织表面，上颌腭穹隆的高度应被修剪掉，以保证石膏模型舌侧能被膜片覆盖。

2）从牙齿切端到石膏模型底座不能超过 20mm。

3）石膏模型的基底部边缘应修整得比较平缓，以便于模型和保持器中间分离。

### 热压膜的成形

◆ 在成形机上放置膜片，夹紧，抬至加热处。将修整好的模型放到负压压膜机的基底部，即真空吸盘上。

◆ 加热。主动加热 40~45 秒后，可让其凹陷 2cm 左右。凹陷越深，保持器会越薄。将加热机移开，将成形机下移放到模型上，直到完全入位。

◆ 抽真空。用真空机抽吸 15~20 秒以确保成形。同时可以用一个管状器械用力插入保持器龈方和唇面接触点，这一步骤应控制在几秒内。将手指的压力通过管状器械传递后压强会增大约 690kPa，以扩大此处的膜片适应性。

◆ 冷却。用压缩的制冷剂喷射仍然烫的膜片，来帮助膜片尽快冷却。也可以选用放入冷水浴中或者在冷水中冲淋直至室温的方法。慢慢冷却会增加膜片变形以及舌侧边缘翘起的概率。

## ▋ 压膜保持器的修整 ▋

使用带刀刃状的器具将膜片从石膏模型上撬起，通常从牙弓后段慢慢撬到前段。用 Mayo 剪剪出保持器的边缘，不建议使用磨头来磨保持器的边缘，以防其边缘毛糙。

◆ 保持器的形状为 U 形，覆盖到全牙列，包括最后的磨牙。

◆ 保持器的边缘位于龈缘下方 2~3mm，注意避让系带。

◆ 下颌前牙舌侧可以伸展到 5mm 长，但要不影响舌系带的运动。

## ◆ 链 接

透明的膜片矫治器　可以将膜片保持器改造成用于正畸后轻微复发牙列的矫治器。其优点是不再进行新一轮的固定矫治，也不需要在工作模型上将牙齿进行重排。建议使用能产生较强矫治力和更有弹性力的膜片材料，如 Essix 1.0mm 的 A 型膜片。

## ◆ 考点提示

压膜保持器的制作方法。

## ◆ 思考题

1. 在负压压膜保持器制作过程中，不需要用到的器械或材料是（　　　）

　　A. 负压压膜机　　　　　　　　　　B. 尖头钳

　　C. Mayo 剪　　　　　　　　　　　D. Essix C + 型膜片

　　E. 透明膜片

正确答案：B

答案解析：负压压膜保持器制作过程中的器械和材料包括：负压压膜机、石膏模型修整机、石膏模型、厚约 1.0mm 的透明膜片、剪刀、蜡刀、尺子等。

2. 负压压膜保持器的常用膜片为(    )

    A. 1mm 硬膜片　　　　B. 2mm 硬膜片　　　　C. 1mm 软膜片　　　　D. 2mm 硬膜片

    E. 2.5mm 硬膜片

正确答案：A

答案解析：负压压膜保持器的常用膜片为 1mm 的硬膜片。软膜片主要用来制作磨牙骀垫用。

3. 负压压膜保持器制作过程中，一般主动加热时间为(    )

    A. 10~15 秒　　　　B. 20~30 秒　　　　C. 30~40 秒　　　　D. 40~45 秒

    E. 45~60 秒

正确答案：D

答案解析：热压膜的成形：主动加热 40~45 秒后，可让其凹陷 2cm 左右，凹陷越深，保持器越薄，将加热器移开，将成形机下移放到模型上，直到完全入位。加热时间过短，膜片硬度过大，不利于压膜；加热时间过长，膜片变软，强度、厚度都降低。

# 党的二十大精神进教材提纲挈领

习近平总书记在党的二十大报告中指出："教育、科技、人才是全面建设社会主义现代化国家的基础性、战略性支撑。"而在科教人才战略中，排在首位的就是办好人民满意的教育，口腔医学教育对于培养素质高、能力强的口腔医学人才具有重要意义。

口腔医学教材既是口腔医学教育的重要载体，也是学生牢固掌握专业知识的重要保证。口腔正畸学是理论性与实践性均很强的学科，在教学过程中融入思政教育的内容，课程思政教育融合育人，是培养具有良好职业道德及核心价值观，掌握口腔正畸专业基本理论和临床操作技能的高素质应用型口腔医学人才的必要途径之一。

本教材在建设过程中将思政教育融入口腔医学教学实践中，坚持以立德树人为根本任务，注重培养学生崇高的敬业精神、实事求是的科学态度和优良的医德医风。

## 课程思政教学案例

| 序号 | 知识点 | 案例 | 思政建设目标 |
| --- | --- | --- | --- |
| 1 | 正畸患者的检查和病历书写 | 正畸专业知识不扎实，漏查，漏检，诊断及治疗方案不准确，造成不良后果 | 深入学习专业知识；理论联系实际；深化职业理念和职业道德教育 |
| 2 | X线头影测量分析 | 在我国，1964年傅民魁首先完成正常颌中国人的X线头影测量研究，并开始在口腔正畸临床和科研工作上应用 | 培养学生的民族自豪感；激发学生为民族复兴担当时代大任的意识 |
| 3 | 微螺钉种植体植入术 | 缺乏无菌观念的后果；过度医疗、不规范植入种植钉的并发症及危害 | 以人为本，确立正确的价值观；树立责任意识 |
| 4 | 直丝弓矫治器的托槽粘接法 | 粘接材料的进步；医、护配合的重要性；临床操作不规范对治疗效果的影响 | 激发学生的创新意识；培养其精益求精的工匠精神；培养其团队合作精神 |
| 5 | 负压压膜保持器的制作 | 保持是矫治过程不可或缺的一个重要阶段和组成部分，忽略保持易导致复发 | 恪守职业道德，坚持人民至上；深化职业理念和职业道德教育 |